JN271789

# 「食べない」生き方

森 美智代
Michiyo Mori

サンマーク出版

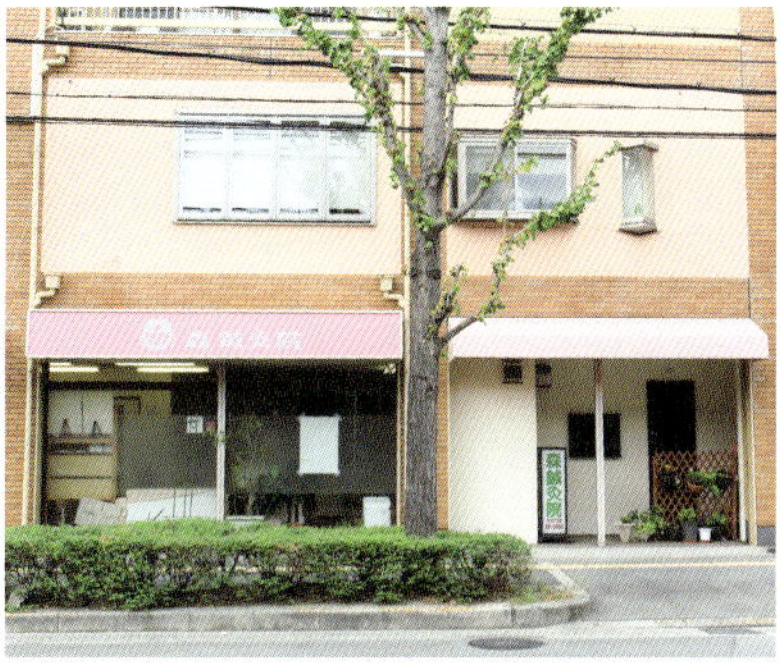


開業20年になる森鍼灸院の外観
（大阪府八尾市）

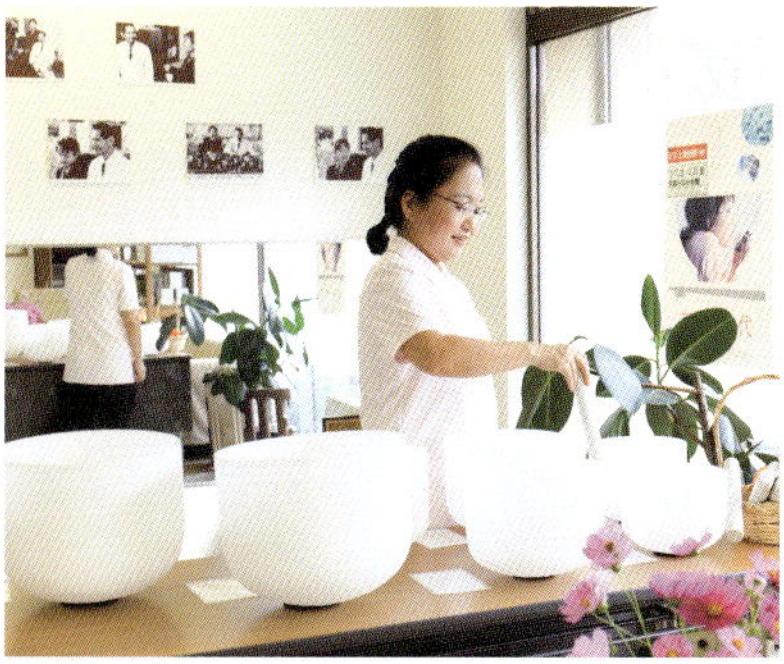

院内の待合室に置かれたクリスタルボウル。
時々、森さん自身も演奏する

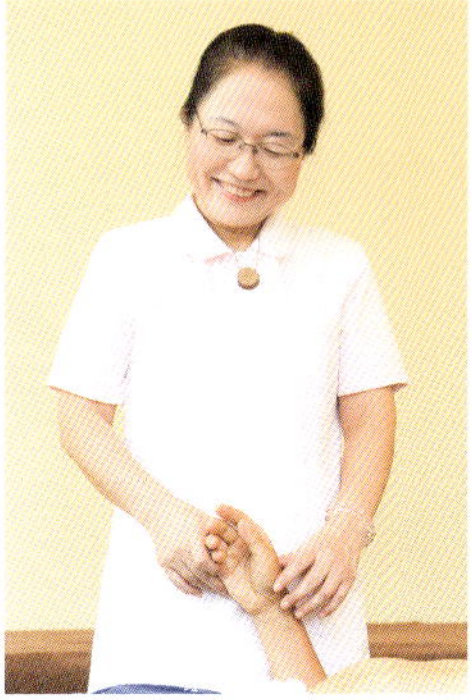

診療中は対話をしながら
ずっと笑顔を絶やさない

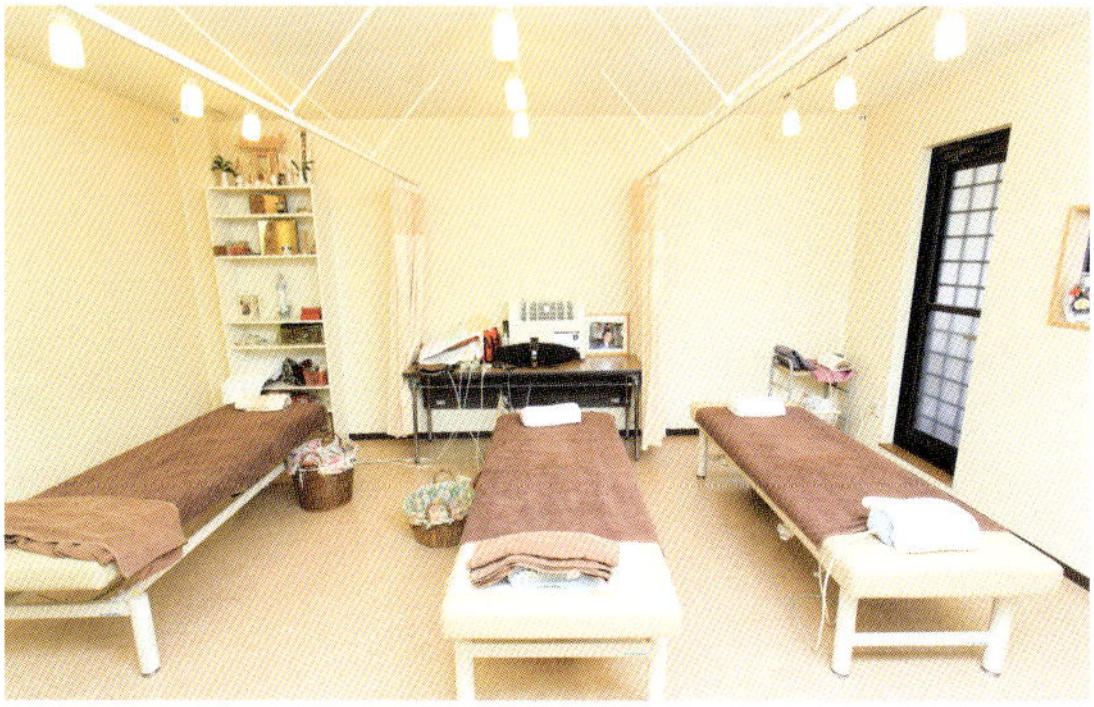

いつも光に満ちている森鍼灸院の診療室

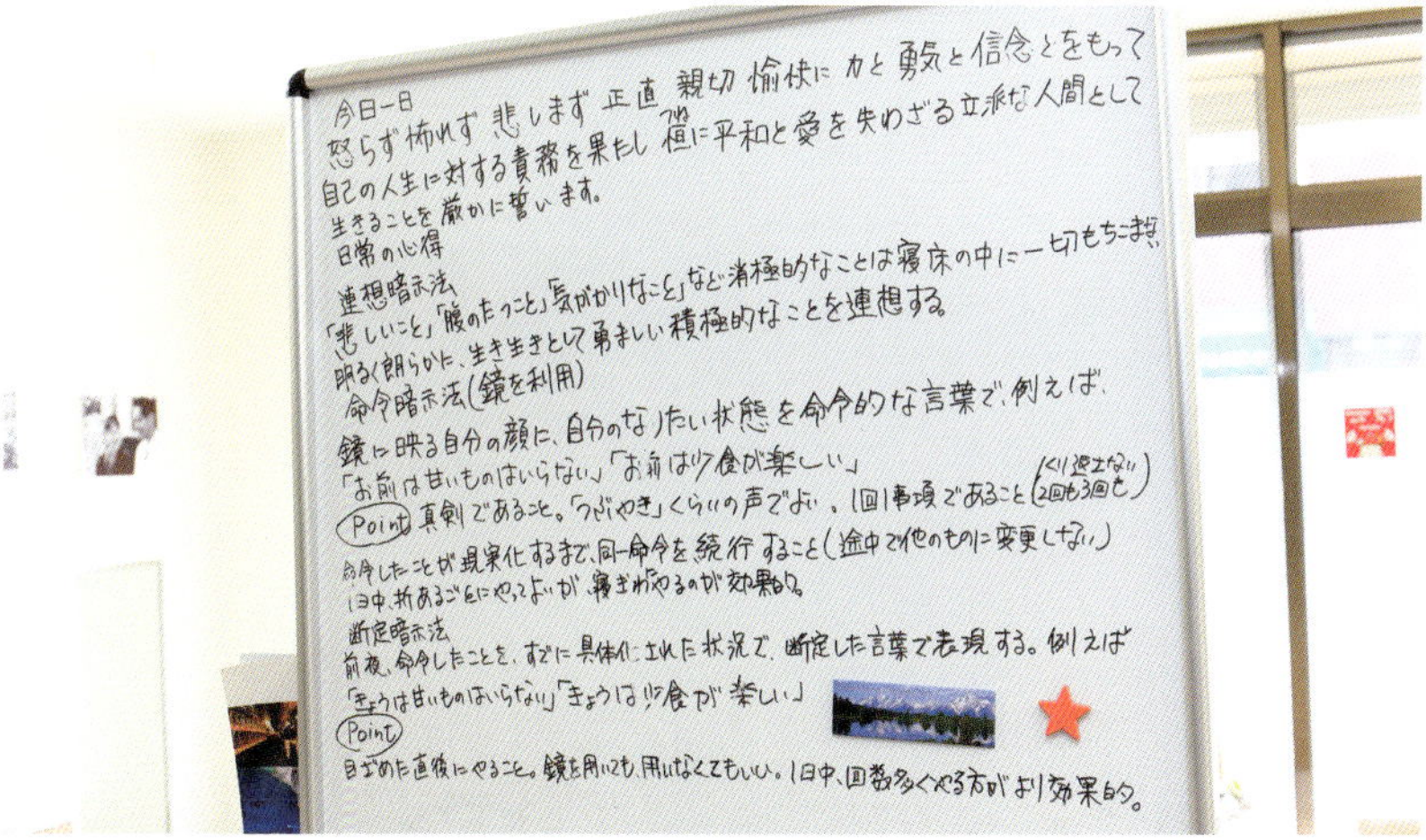


ホワイトボードに書かれた「今日一日」の言葉。メモを取って帰る人も多い

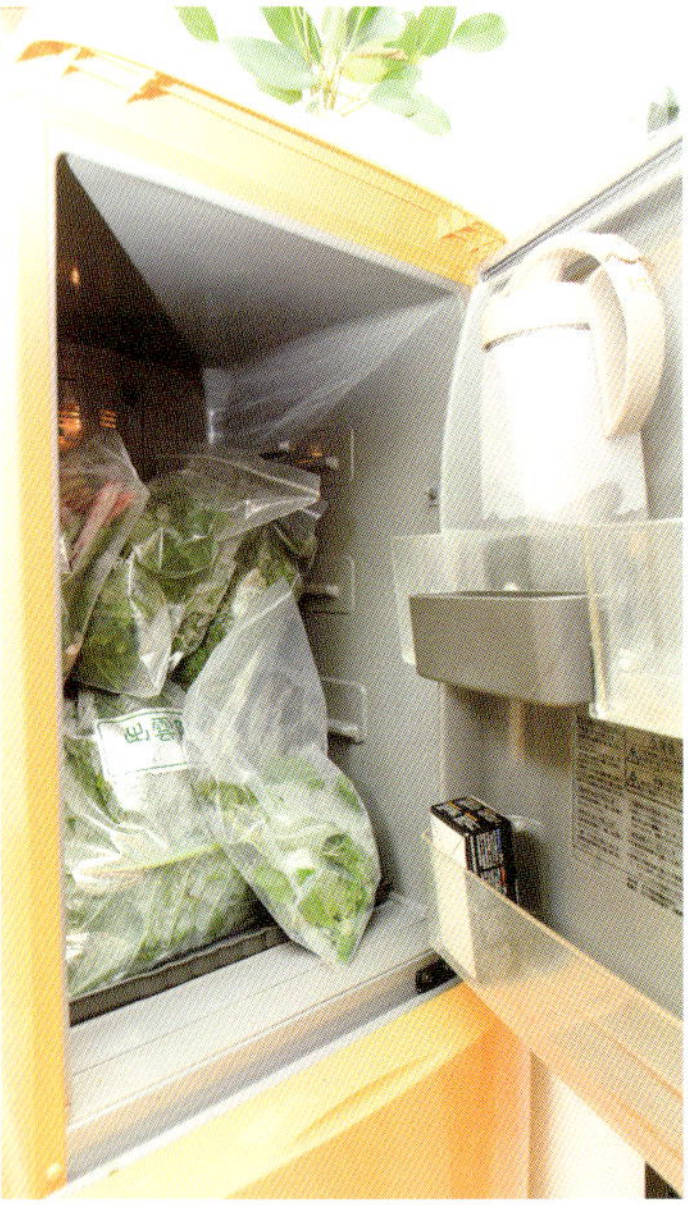

冷蔵庫の中には無農薬野菜だけを収納

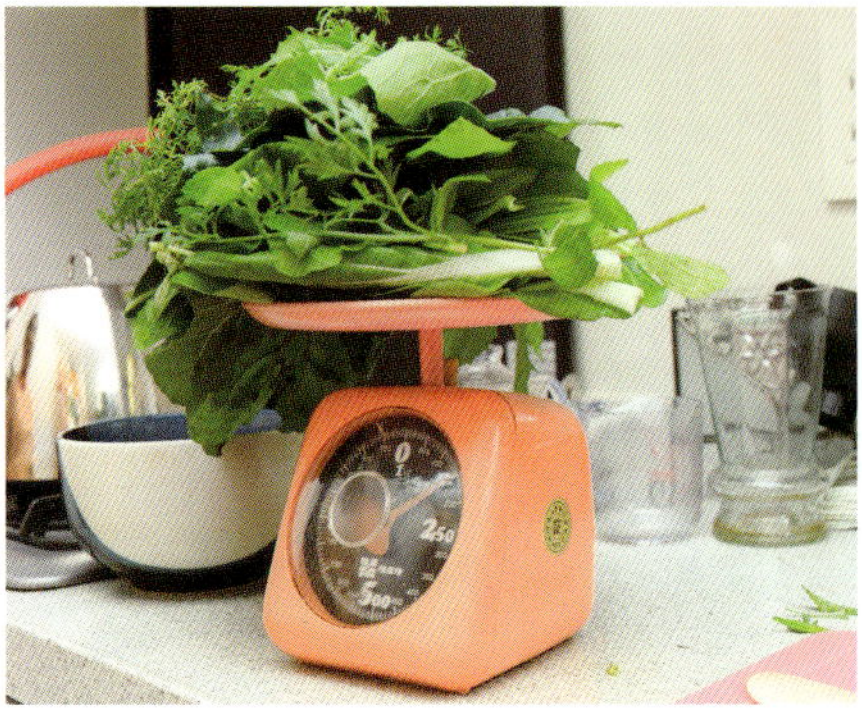

毎日摂る野菜はしっかり150グラムと
決められている

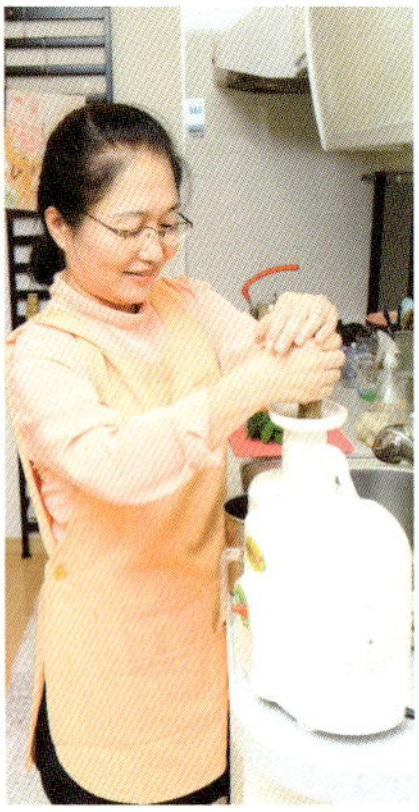

低速回転圧搾式の
ジューサーで野菜の
栄養を逃さずに搾る

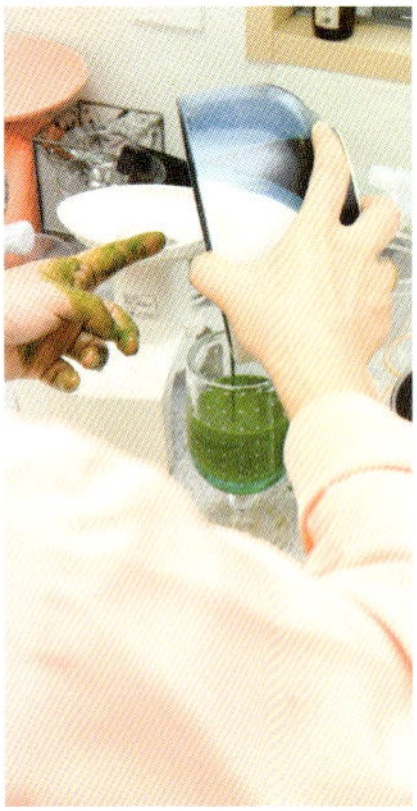

栄養たっぷりの青汁を
1日に1杯飲んでいる

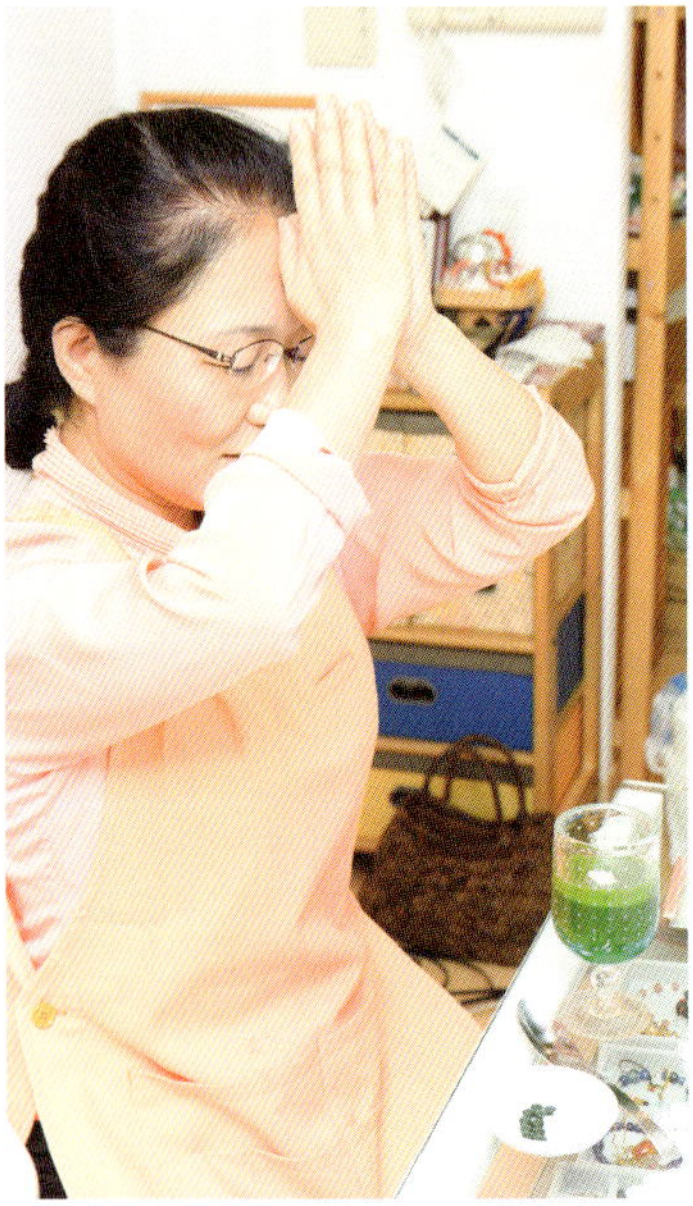

毎回、祈りを捧げながら
自然のいのちを感謝でいただく

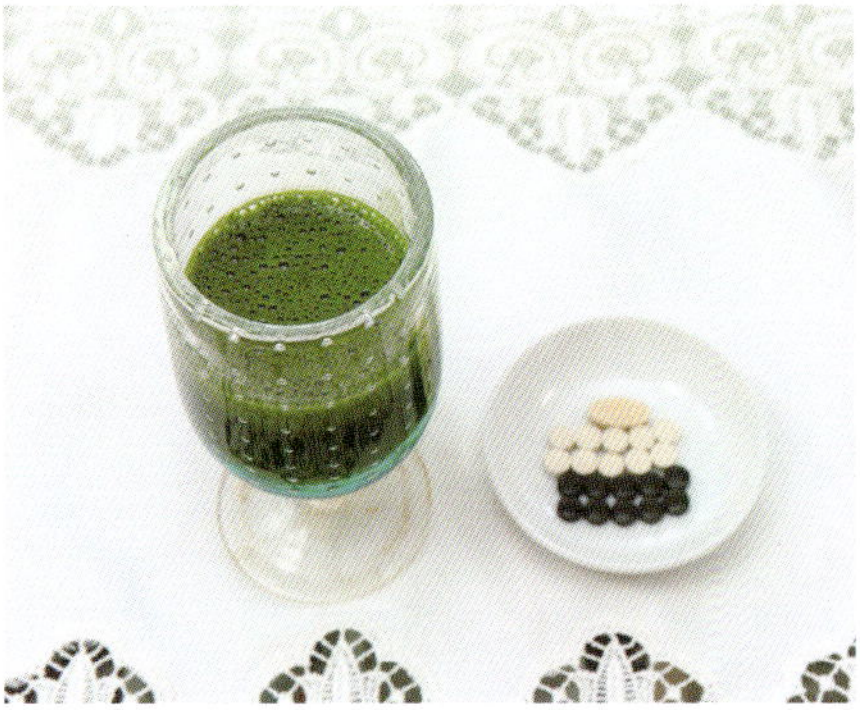

青汁の他に、ビール酵母、ビタミンC、海の藻を
凝縮したサプリメントも摂取している

私は
一日青汁一杯の食事になって
食べる楽しみは
失ったけれど
その代わり
生きる愉しみを得ました

森美智代

## 「食べ方」が人生を変えていく

私は一日一食、それも一回の食事は青汁一杯、およそ五〇キロカロリーのみ——という食生活を、この一七年ほどのあいだずっと続けています。

具体的には、ケール、ハクサイ、フダンソウ、チンゲンサイ、セロリなど、季節の葉物野菜を五種類ほど、計一五〇グラムで作る自家製の青汁をコップ一杯（一五〇cc）、他には、ビール酵母の整腸剤、海の藍藻《らんそう》を原材料とするサプリメント、ビタミンCの錠剤を少々、それに水分として、柿の葉を乾燥させてお茶にした「柿の葉茶」と生水を合わせて一日に一・五～二リットル——これだけが、私の毎日の食事といえるもので、それ以外はいっさい口にしません。

「そんなバカな。あり得ない！」

「まさか!?　ウソでしょ。絶対、隠れて何か食べているに違いない‼」

ここに一〇〇〇人の方がいらしたら、まずは九九九人までが、そうした私の超少食の食生活を、「信じられない！」と思われるのが普通です。

すんなり私の話を受け入れるには、皆さんが持っている、これまでの食生活についての〝一般常識〟を、いったん忘れていただかなくてはならないでしょう。

現在、日本人の成人における摂取カロリーの目安は、男女や年代、職種によっても異なりますが、一日におよそ一八〇〇～二二〇〇キロカロリー前後。何もしないでジッと寝ているだけでも、生命活動を維持するためには、女性で約一二〇〇キロカロリー、男性で一五〇〇キロカロリーが必要だとされています。

健康のためには、一日三食規則正しく、肉・魚・野菜・乳製品などをまんべんなく三〇品目以上、バランスよく食べましょうと学校でも教えられ、家庭でも、好き嫌いなく食べるように躾《しつけ》られてきました。それこそが正しい食生活のあるべき姿だと、何の疑いもなく信じている人がほとんどではないでしょうか。

それに加えて、戦争中に食糧難を経験した反動もあったと思うのですが、戦後の高度経済成長と軸を同じくして、ともかく、たくさん、おいしいものを食べるのはいいことだ、それもグルメといわれる高カロリーのごちそうを！　と、日本人の大半が、食べることに夢中になって、この半世紀あまりを過ごしてきたような気がします。

けれどもそうした一億総グルメ化時代は、一方で、糖尿病、高血圧などの成人病（生活習慣病）とその予備軍を急激に増加させ、欧米化された食生活によって、乳ガンや大腸ガンなど、食生活の影響が大きいといってもいい病気が、どんどん増えているのも事実です。たくさん食べ過ぎた結果、太り過ぎた体をどうにかしようと、次々と新たなダイエット法が話題になっては、それに飛びつく人々が大挙してブームを作るという、何だか笑ってしまうようなことも起こっています。

もちろん、だからといって、**私のような一日青汁一杯の食生活を、皆さんに無理に勧めるつもりはありません。**私にしてみても、「一日一食、青汁一杯五〇キロカロリーの食事」は、自ら望んでそうなったわけではなく、いわば天の配剤ともいえる成り行きによって導かれたものだったからです。

私が現在のような食生活になったそもそものきっかけは、二〇代で不治の病といわれた難病（特定疾患）の脊髄小脳変性症を、断食と後に詳しく説明する生菜食《なまさいしょく》の少食によって奇跡的に克服することができた、自らの闘病体験に負っています。

病気が治ってからも、再発を防ぐために、生菜食の少食生活を続けているうちに、体内のメカニズムがさまざまに変化していって、次第に普通の食事を受けつけない体になっていったのです。食生活を徹底的に改善することで、余命五年から一〇年といわれた死の床から、現在のような健康体に甦《よみがえ》ることができたのは、まごうことなき真実です。

そんな私の〝超々少食〟ともいえるライフスタイルは、皆さんからしばしば驚異のまなざしを向けられて、これまでもたびたび、テレビや雑誌で紹介されたり、医学的な見地からも何人もの医学博士の先生や研究者の方たちが、いったい私の体内では、どんなことが起こっているのかを検査し、いろいろなデータを取ってくださっています（これについては後の章で詳しく述べていきますね）。

もともと難病の治療法の一つとして始めた少食生活を続けていく中で、人間として当たり前に湧いてくる「食欲」をどうコントロールして付き合っていくか、ということは、私にとっても大きな課題でした。

「人間が自らの食欲をコントロールすることができれば、もっと自由に生きられるのになぁ」

今では、そんなふうに考えるようになった私が、本書を通して、皆さんにお伝えしたいのは、きわめてシンプルで素朴な思いです。

**「現在の食生活を見直しましょう」**

このたった一行の短いフレーズには、しかし、深い意味が込められています。なぜなら、「食べ方」は「生き方」をも大きく揺り動かして、その人の生きる価値観を根底から変えてしまうほど、強く影響を及ぼすことだからです。

「食べ方」を見直していくに従って、自然と「生き方」についても、見つめ直すようになります。そうして、とことん食生活を見直すことができたとき、皆さんの生き方そのものも、自ずと変化していくことでしょう。もっと言えば、否も応もなく、変わっていかざるを得ないはずです。

私たちが住んでいる「日本」という国は、温暖な気候と経済力に恵まれて、世界でも有数の食べるものの豊かな国です。もちろんいろいろな事情があって、衣食住に事欠く方々もいないわけではありません。それでも世界基準に照らし合わせれば、平均して、極めて恵まれた食生活を送っているといえるでしょう。

世界中の途上国や難民キャンプでは、一日一回の食事も満足に与えられない人々が大勢いる中で、「今日、何食べる？」「今晩のおかず、何にしようか？」という会話を日常茶飯に交わすことができる国——普段は、つい忘れてしまいがちですが、そうした国に私たちは生活しています。

本来、食事というのは、空腹を満たし、体を維持して、日々の活動のエネルギーを得るためのものであったはずです。けれども、この飽食の国においては、体を動かすことも少なくなって、ろくにお腹が空いていなくとも、ともかく時間が来れば、何か食べなくっちゃと、無理にでも食事を摂るようになっています。

そうして、食事と食事のあいだには、口さみしさから、一日中、絶えずお菓子をつまんだり、〝甘いものは別腹〟といって、充分、満足するまで食事をした直後にもデザートをたくさん頬張ったり……。その一方で、毎日、信じられないほど大量の残飯が、廃棄処分されてもいます。

そうした国に暮らす私たちだからこそ、ここで今一度、あなた自身の食生活を少しでも見直していただければ——というのが、本書執筆の大きな動機になっています。

また、「食べ過ぎ」の日本人は、「働き過ぎ」「求め過ぎ」の傾向も強くみられます。「食べること」を見直すことによって、そうした〝もっともっと〟と何でも過剰に「〜し過ぎる」生活習慣についても、見つめ直してみませんか？

これまで何の疑いもなく無意識に受け入れてきた食生活をはじめとするいろいろな生活習慣、さらには無自覚で受け入れてきた〝世間の常識〟といわれるものを、あなた自身の食べ方を省みることによって、少しでも見直していただくきっかけになれば、とてもうれしく思います。

食べ方を変えることで体が変化していき、体が変化していくことで心も変わります。心が変わることで間違いなく人生も素晴らしい方向に変化していくでしょう。ほんとうの幸せとは何かに気づくことができるのです。これは、私自身の実体験から、確信を持って言えることです。

本書最終章の章タイトルに**「少食は世界を救う」**とつけたのは、まさにその意味からで、ここでいう世界の中には、あなた自身のことも含まれます。

**「食べ方を変えれば、生き方も変わる」**

その結果、あなたをとりまく世界が変わり、あなた自身も成長できるのです。

ただし、そうはいっても、**これまで一日三食の食事を普通に摂っていた方が、いきなり私のような青汁一杯の食生活にすることは、とても危険です。**少食にしていくには、それなりのプロセスを踏まなくてはなりません。本書では、少食の進め方についても、詳しく述べていきますから、決して自己流では始めないようにお願い致します。

難病に罹《かか》って、一度は死を覚悟した私が、それから三〇年近くを経た今、どうして毎日をこんなに元気に過ごすことができているのか。自分の運命を不思議に思うこともあります。

ただ一つ確信を持って言えるのは、私が難病を克服することができたのも、今、元気いっぱいで毎日、鍼灸《しんきゅう》師という人様のお役に立てる仕事を続けていられるのも、すべては断食・生菜食による「超少食」の食生活を中心に、自分の生き方を整えていったからだということです。

本書が、皆さんの〝少食への扉〟を開くきっかけになることを願いながら、書き進めていきましょう。

●「食べない」生き方●　もくじ

## プロローグ　常識と非常識のあいだ



## 第1章●少食が体にいいほんとうの理由

## 第2章●なぜ、奇跡の回復ができたのか？

## 第3章●青汁一杯で生きられる体のメカニズム

## 第4章● 食事を替えて病気を治す――森鍼灸院での治療法

## 第5章 ● 少食が運んでくる贈り物

## 第6章 ● 〝愛と慈悲〟の少食が世界を救う



## エピローグ 愛を分かち合う喜びを学ぶ

装丁◎渡辺弘之
帯&口絵写真◎今村久仁生
本文イラスト◎大八木淑愛（ジェイアート）
本文ＤＴＰ◎ジェイアート
編集協力◎服部みゆき　加藤義廣
編集◎鈴木七沖（サンマーク出版）

# 第1章

# 少食が体にいいほんとうの理由

## キャリア二〇年超！　私は町の鍼灸師

私の仕事は鍼灸師です。

新幹線の発着駅、新大阪から電車を乗り継いで一時間あまり、東に生駒山を臨む奈良との県境に位置する大阪の郊外、「近鉄八尾」駅から歩いて一〇分ほどのところに自分の治療院を構えています。

開業して今年（二〇一三年）で二一年目。毎日、朝の八時ごろから夜遅くまで、患者さんの治療にあたっています。これまで治療してきた患者さんの数は、延べにしておよそ五万人にもなるでしょうか。

私の治療院へ来る患者さんは、ただの腰痛や肩こりといった軽い症状の方よりも、ガンや国が特定疾患と定めた難病——筋ジストロフィーやパーキンソン病、潰瘍性大腸炎など、また、神経症やうつ病といった精神疾患まで、現代医学では原因も治療法もはっきりしない、重い病気を持った方が大勢お見えになります。

それというのも、冒頭でもふれたように私自身も二一歳のとき、脊髄小脳変性症という四〇〇〇人に一人という非常にめずらしい難病に罹って、余命五年――長くもっても一〇年という〝死の宣告〟を受けた経験があることと関係しているのでしょう。

幸いにして、私は後に詳しく述べる西式甲田療法という断食・生菜食を基本とする超少食の徹底した食事療法と、西勝造先生考案の健康体操（食事療法とあわせて西式甲田療法と呼ばれます。本書では甲田療法と呼ぶ）によって健康を回復、死の淵から生還することができました。

そうした私の経歴から、自分の難しい病気も何とかしてくれるかもしれない……そう思われて、何軒も病院を回った末に、最後の駆け込み寺のようにして、当院を訪ねてこられる患者さんも少なくないのです。

## 「治るよ」のひと言に希望が見えた

私の難病体験がどのようなものだったのか、まずはそこからお話ししていきましょう。

最初に脊髄小脳変性症の診断を受けたとき、私は短大を出て中学校の養護教諭、保健室の先生をしていました。

はじめはめまいがして、何だかおかしいなぁと思っているうちに、だんだんちゃんと歩けなくなってきて、しょっちゅう転ぶようになったのです。

内科、耳鼻科、神経内科……何の病気か診断がつかなくて、いくつも病院をはしごした結果、ようやく運動機能を司る脳の小脳が縮んで、次第に体の自由が失われていく病気であることがわかりました。

当時はまだ、大阪にMRIはなく、CTスキャンも一台くらいしかなかった時代です。病名がわかったときには、すでに最初の症状が出てから半年も経っていました。

医学書で調べてみると、「一〇代や二〇代で発症した場合、進行が早く、余命は五年から一〇年」と書いてありました。治療方法も確立していない原因不明の〝不治の病〟。そうして診断を待っているあいだにも、症状は日増しに悪化して、まっすぐ立っているのも難しい状態になってきました。このままだんだん普通のこともできなくなって、寝たきりの生活の果てに、なすすべもなく死が待っているのだろうか……。

自分なりに一生懸命勉強もして、なりたかった、やりがいのある仕事に就いてまだ一年。将来は人並みに結婚もして子どもも授かって……という平凡ではあるけれど、キラキラと輝いて見えていた将来への夢も希望も何もかもが吹き飛んで、まさに真っ暗闇の奈落へ突き落とされてしまったかのようでした。

何とか病気を治してくれるお医者さんはいないものかと、フラフラになりながらも、ほうぼうの病院を回りました。しかし、どの先生からも「残念ながら、現代の医療では……」と言われ、さじを投げられてしまった中で、たった一人「治るよ」と、私に希望を持たせてくれた先生がいたのです。それが大阪・八尾市の甲田医院の院長、医学博士の故・甲田光雄先生でした。

私のお腹を触診するとすかさず、

「お腹にガスが溜まっているのが原因や。断食をして宿便を出すことができたら治るよ」

絶望の淵にいた私に、甲田先生は優しい笑みを浮かべながら、確信に満ちた口調でそう診断を下されました。

## 断食と少食で難病を克服

普通であれば、脳の病気なのですから、脳の専門医にかかったほうがいいのではないかと思われるかもしれません。でも、神経内科の専門の先生からは、経過観察以外、何も手立てがないと言われ、半ば見放されてしまったような状況でした。

このまま、ただ死を待つだけの日を送るくらいなら、甲田先生の言うとおり、断食でも何でも自分のできるかぎりのことをやってみよう、自分が納得できる治療の道を選んだほうが悔いは残らない――そう思ったのです。

断食するか、それができなければ死が待っているだけだ。言ってみれば断食か死か、この二つしか選択肢がなかったのです。それくらい切羽詰まった気持ちで、甲田先生の「治るよ」というひと言に一縷《る》の望みを託し、先生についていく決心をしました。

当時、甲田医院には、ガンはもとより、私のような難病の患者さんが何人も入院や通院をしていました。

自分にとっては、「もう、これしかない！」という背水の陣、まさに退路を断って臨んだ甲田療法でしたが、回復までの道のりは、決して楽なものではありませんでした。何度も症状は行きつ戻りつして、一度は自分が死ぬ夢まで見たほどです。

それでも、何とか頑張ったかいがあって、最初に甲田先生の診断を受けてから四年ほどすると、ようやく病状は快方に向かって安定。自分でも「治った」と実感するまでに健康を取り戻すことができました。

そうして、いったんは養護教諭の仕事に戻りましたが、勧める人があって学校を辞め、鍼灸師を目指すことにしました。自分の体験を生かして、同じように病に苦しむ人のお役に立つことができれば――という思いが湧いてきたことも大きな理由でした。鍼灸学校へ通い、鍼灸師の資格を取ってから早二〇年あまり。今日に至ります。

今では一日の大半の時間を患者さんの治療にあたり、一週間に二日の定休日も講演会や企業の健康相談室のお手伝いにと、毎日忙しくあちこちへ飛び回る日々を送っています。

一年三六五日、自分のための休みを取ることはほとんどありません。でも、それがちっとも苦ではないのですね。お正月にも二～三日ほど休むと、もう患者さんの治療がしたくてしたくてムズムズしてきます。それくらい私は毎日をエネルギーに満たされて、大好きな治療の仕事にまい進しています。人様とふれあってお役に立つことが、生きがいになっているのです。

## 目に見えない植物のパワーを取り入れる

私が毎日の食事としている青汁の原材料は、季節の葉物野菜です。

それらの野菜は、いうまでもなくすべて植物。植物はビタミン、ミネラルなどの栄養（素）だけでなく、目に見えないパワーをたくさん発しています。

皆さんも室内に観葉植物を置いたりするでしょう。森の中を歩いただけで癒されたり元気が出る森林浴、代替医療の分野でも植物療法、アロマテラピー、フラワーエッセンスなどがありますが、これらも皆、目に見えない自然の力、植物のパワーを証明しているものです。

菜食の〝菜〟とは野菜＝植物のこと。言わば植物を食する玄米菜食が体にいいということは、食養生の知識がある人のあいだでは、よく知られていることです。

私が難病を克服するために行った甲田療法においては、玄米菜食と同じ食材を生でいただく「生玄米菜食」を勧めているのが大きな特徴になっています。菜食よりも、さらにワイルドな、野菜と玄米の粉を生のままで食べるというものです。

私の場合も、「生玄米菜食が食べられるようになれば脳細胞は死ななくなるはずだ」というのが甲田先生の最初の見立てでした。

現代の栄養学でみれば、玄米菜食も生玄米菜食も、同じ食材によるもので、栄養価に大きな違いはないだろうと思われるかもしれません。けれども**火を通したものと生とでは、食べ物が持つ「生命力」が大きく異なります**。甲田先生の長年の研究の積み重ねによって、そうしたことが実証されています。

とはいえ、私が現在のような一日青汁一杯の食生活に至るまでには、最初に断食・生菜食の療法を始めてから、実に一〇年以上の歳月がかかっています。いきなり青汁一杯の食事にしたわけではありません。

次項からは、なぜ少食や生菜食が体にいいのか、また、私がどのようなプロセスを経て、超少食の食事療法によって難病を克服していくことができたのか、順を追いながら、併せて説明していきましょう。

## 生菜食とは行者の仙人食をまねたもの

断食にしても、生菜食にしても、もともとは病気を治すためのものではありませんでした。

東洋思想・哲学の中に、不老長寿・仙人になることを目指す仙道という学問があります。何千年も昔から伝わっている仙道・仙学では、陰陽五行論、気血論などに基づいて、一日一食や生の野草を食べることなど、限りなく食事を減らしていく修行が含まれていました。

日本の修験道でも、山の中を何日も不眠不食で駆け回って修行する行者がいましたが、こうした古来よりの山岳宗教の修行の中に、やはり野草のみを食べて生き抜くという仙道が伝えられています。仙道とは、生と死のぎりぎりのところまで自分を追い込んで修行をしたいと考える者のためのものでした。

仙道の中には、気を取り入れるための呼吸法や体操がありますが、その一つの流れが、中国に伝わる「気功」です。

東洋哲学の陰陽五行論を基本の考えにおく東洋医学では、その中でも「気血」という概念をたいへん重視しています。

「気」とは、いわば目に見えないエネルギーのこと。心・魂・生命力・宇宙のエネルギーのようなものを指します。一方、「血」というのは、目で見て、触ることができるもの＝物質のこと。人間の肉体の総称でもあります。

生き物は皆、こうした「気血」からできているわけですが、その中でも、目に見えない生命力、気のエネルギーをたくさん取ることによって、自分自身もだんだんと精妙な波動に敏感になることができる。少食になればなるほど、宇宙からのエネルギーを、自然にたくさん受けられるような体になる。そういう夢のような体を持った仙人になることを目指して、修験者は修行をしていました。

余談ですが、私が毎日、施術に用いている「鍼《はり》」というのも、気を動かすものです。

患者さんが少食にしたり、断食したりすると、同じ鍼をしても気が速く動くようになります。その方自身の波動がより精妙になってくるためで、アンテナが敏感になって、気が動きやすくなるのです。断食をすると五感が鋭くなりますから、男性でも生理中の女性の臭いが自然とわかるようになったりします。

このように、断食によって嗅覚、聴覚が鋭くなるだけでなく、さらには超能力と呼ばれる目に見えないパワーを得られる人も出てきます。

断食・生菜食に話を戻せば、これらはもともとは先に触れた修行者の食事、仙人の食事だったわけですが、そうした中に、奇跡的に持病が治ったりする修行者もいました。そんなことから、仙学・仙道の食事が、「難病根治の秘法」などと言われるようになったのでしょう。

断食によって病気が治ったり、体調がよくなったりするのは、栄養補給を断つことによって、栄養がいきわたらなくなった病巣細胞や病原体が、減ったり弱まったりするということもありますが、仙道においては、さらに次のように考えます。

## 最高の「質」を持った生菜食

例えば一枚の葉っぱを食べたら、それは葉っぱの栄養素をいただくだけでなく、その葉が生き続けるためのいのちを丸ごと受け継ぐ、すなわち、目に見えないエネルギー、「気」そのものをいただくことになる。その葉を煮たり焼いたりするよりも、生のままのほうが、より自然のエネルギーを丸ごと損なうことなくいただくことができる、と考えるのです。

生の野菜は腐りにくいですが、いったん煮炊きしたものは傷みやすいことを見ても、それは明らかでしょう。葉っぱは、そこに根がついていたなら、もう一度、生きる力を持っています。また種には丸ごと生きる力が詰まっています。

よい食べものとは、こうした目に見えない自然のエネルギーである〝気〟を多く含んでいるもの。ならば、どうすれば、それを体に取り込むことができるのか――その点を突き詰めていくと、やはり自然＝気のエネルギーをたくさん発している、生のものを食べるのがいちばんよい、というところにいきつくわけです。

生菜食の場合、加熱による栄養素の損失・変性がなく、植物の持つ生命力がそのまま維持されています。食事は、その量が少なくなるほど「質」が問われます。断食に準じるような少食や超少食で体を養い、元気を維持するのは、最高の「質」を持つ生菜食だからこそできることなのです。

とはいえ、修験者でもない、普通の人がいきなり極端な断食をすると、餓死や内臓を傷つける可能性があります。また、食養生の面からみても、徹底した生菜食で体を冷やすと陰性体質の方は体調が悪化する危険性があります。当然、体も衰弱しますから、仙道の食事をまねるということは、ある意味、いのちがけの、危険な食事療法でもあるわけです。

実際、私の場合も、生菜食によってさらに病状が悪化し、最初のうちは東洋医学の「生野菜は体を冷やす」という教えのとおり、体の冷えがどんどんひどくなっていきました。断食で減った体重がもとに戻らないなど、非常にきわどい局面にも立たされる中で、何とか微妙なバランスを探りながら、快方に向かっていったという経緯があります。

一般的には、半年ほど生菜食を続けていると、冷え症の原因である宿便の排泄《せつ》が促されて、毛細血管、グローミューの血の巡りがよくなり、基礎代謝は低いレベルで適応、体温調節機能が向上して冷え症が治り、肝臓が活発に働き、免疫力もアップ。次第に強い体質に変わっていくようです。

甲田先生は、全身の健康状態や病状を慎重に見極めながら、断食療法を指導されていましたが、私が体験してきた食事療法は、東洋医学における食養生というよりも、漢方や薬膳などの力を借りない、行者の仙人食に近いもの、仙人になるための仙学、仙道における修行者の食事療法だと言ってもいいかもしれません。

こうした甲田療法のルーツを辿っていくと、古来より伝わる仙道の考え方をヒントに行を手本にして、現代における食事療法として、安全な形で取り入れたもの、病人の体を健康に導くように応用していったものだといえるでしょう。

## 少食で病気知らずになる

甲田療法の「生玄米菜食」においては、その食べる量も極めて厳密に調整されていきます。生菜食にすれば、好きなだけの量をたくさん食べてもよい、ということにはならないのですね。

私の場合も、断食・生菜食療法によって健康を回復した後も、病気の再発を食い止めて健康状態を保つためには、少食を続けなければなりませんでした。

では、少食にするのがなぜ、それほど体によいのか。その効用を数えあげればきりがないほどですが、何といっても素晴らしいのは、**少食によって病気知らずの体になることです。**

江戸時代の本草学者で儒学者、『養生訓』で知られる貝原益軒《かいばらえきけん》は、「八九分にてやむべし。十分に飽《あ》き満《みつ》るは後の禍あり」と書いています。

また、西式健康法の西勝造先生も次のような言葉を残しています。

「一日一食は聖者の生活であり、一日二食は人間の生活、一日三食は獣の生活である」

このように先人は、少食の効用をよく知っていましたが、今の日本では、食べ過ぎで病気になっている人がほとんどと言ってよいでしょう。昔と違って、食べるものが不足して、病気になっている人は、逆に見つけにくいほどです。飲み過ぎ、食べ過ぎ、また間違った食生活によってもたらされる病気を、少食によって追放していきたいと、甲田先生はいつもおっしゃっていました。

少食によって、難病・奇病を治すことができたり、アレルギー・虚弱・冷え性などの体質改善ができたりするのは、体の大掃除をするからです。

とくに大きな病気がない場合でも、少食にすれば、風邪、胃痛、胃弱、腹痛、便秘、頭痛、疲れ、凝りなど、日頃の不快な症状は自然と消えていきます。

難病の方は、長年、飽食の生活を続けてきた結果、内臓の疲労が溜まって病気を招いたケースが大半を占めています。病気のもととなった食べ過ぎを止め、内臓に休憩を与えなければなりません。内臓の働きに余裕を持たせるためにも、大食は慎み、少食にしていきましょう。

難病から抜け出したいと思うなら、まずは少食にすることを私は自分の体験からもお勧めします。少食にすれば八〇パーセントは治癒すると、甲田先生は長年の臨床経験から確信を持っておられました。

もちろん少食であれば、何でもいいというわけではありません。

人間は食べたものでできています。今日食べたものが、明日の自分の体を作るもととなるわけです。それだけに何を食べるかは非常に重要で、少食になればなるほど、いい気のエネルギーに満ちた、質のいいものを選ぶ必要があります。

基本は、(生)玄米菜食、青汁、柿の葉茶、スイマグ(48ページ参照)、生水の飲用です。

病気を引き起こすもととなった体内環境を一変させるには、食の改善が一番です。

断食・少食・生菜食をすると、体は浄化モードになり、体中のゴミが一気に出ようと動き始めます。皮膚からも腸からも尿からも、耳、目、鼻、息からも老廃物が噴出します。その最たるものが後で詳しく述べる宿便です。

宿便排泄に伴って、目やにや鼻水、吹き出物など、ありとあらゆる毒素が排出されるようになり、口臭や体臭まで一時的に臭いがきつくなることもあります。

そのため、一時的に症状が悪化したように感じられるかもしれませんが、こうした瞑眩《めんげん》(好転)反応は、食事療法によって現れることはめずらしくありません。毒素の排出が始まったら、途中で薬などを使って抑えずに、とことん出しきってしまいましょう。

## 人類はずっと飢餓に耐えてきた

一日に青汁一杯五〇キロカロリーという、私の超少食の実態を知ると、どなたも私だけが特別に違いない、と思われるようです。けれど、決してそんなことはないのです。

普通は私のように一日青汁一杯の摂取カロリーでは、とてもじゃないけど、すぐにお腹が空いてしまって耐えられない、一食抜いたくらいでも、お腹が空いて力が出なくなってしまうという方がほとんどです。

とはいえ、人類四〇万年の長い歴史を振り返ってみれば、現在の日本のように一年三六五日、毎日、お腹いっぱい食べることができる、「今晩のおかず、何にする?」などと悠長な会話が交わされるようになってから、まだ、ほんの数十年しか経っていないのです。

仮に狩猟採集時代のことを想像してみましょう。お腹が空いて、動けなくなって倒れそうになったとしても、目の前をウサギが走り抜けていったら、そのまま倒れているわけにはいかないでしょう。その瞬間、パッと起き上がって、タタッとうさぎを追いかけて捕まえに走っていったはずです。そうしないとウサギも鳥も獲れませんからね。

どんなに空腹でも、山に木の実を集めにもいったでしょうし、人間にはもともと、それができるような体の機能が備わっているのです。

私たちの先祖である日本人が稲作をするようになってからも、その大半は、貧しい水呑み百姓で、ほとんどいつも空腹状態でいたはずです。飢えて血中のブドウ糖が尽きれば、次には脂肪やタンパク質をエネルギーに変えるなど、体に備わっているいろいろなシステムを駆使して、飢えに耐えて、動いていたわけです。人間の体には、そうした空腹に耐えうる機能がいくつも備わっているのです。

何もこれは日本人だけのことではありません。世界の歴史を遡ってみても、その大半は、いつも飢えにさらされていました。つまり、飢えに対して人類は、ある程度、対応できるようになっていると考えることができます。そうでなければ有史以来、人類がここまで生き延びてこられたはずはないからです。

現に人間の体には、食べ過ぎに対する防衛としては、インシュリンを分泌して血糖値を下げるというシステムが備わっているくらいで、他はすべて、飢餓に対しての備えになっています。本来、人間は飢えには強い生きものなのです。

白米よりも、ヒエやアワなどの雑穀類を多く食べていた私たちの祖先は、冷蔵庫もない時代においては、生玄米菜食に近い食事をしていたと想像されます。

そうした祖先の素晴らしい遺伝子を受けついでいる私たちは、戦後の高度経済成長を経験する中で、以後、急速に飢えに対する耐性が衰えてしまいました。とくに現代人は飢えに慣れていないので、一食抜いただけでも、すぐに目がまわってしまうというようなことになっています。

それだけ、飢えに対する感覚、いわば耐性が錆びついてしまったわけですが、その錆を溶かすには、ほんの二週間ほど少食を続けてみましょう。錆びついた引き出しがふたたび開くようになって、飢えに対応する遺伝子のスイッチがふたたびオンになります。少々、お腹が空いていても大丈夫、十分にやっていけるだけの機能が復活するはずです。

# 第2章

# なぜ、奇跡の回復ができたのか？

## 運命的な甲田先生との出会い

私が、現在のような、一日に青汁一杯の食生活となってから二〇年あまりになることは、既にお話ししたとおりです。

二一歳で、脊髄小脳変性症という国が特定疾患と定める難病に罹った私は、当時、大阪の中学校で養護教諭をしていました。何軒もの病院を訪ねまわっても、治る見込みがないと言われて、途方にくれた私が、どうして大阪の甲田先生のところへ助けを求めて行ったのか。

実は甲田先生とのご縁は、私が四国で過ごした高校時代から始まっていました。

私は高知県出身の両親のもと、東京で生まれました。父は保険会社のサラリーマンで、転勤が多く、東京都内数か所、茨城県鹿嶋市、群馬県前橋市など関東圏内を中心に、私も小学校から中学校にかけて、父の転勤に伴って、毎年のように転校をくり返していました。

中学も三年生になって、高校入試を前に進路をどうしようかなぁと考え始めたころ、母の姉にあたる高知の伯母から、「うちから高校に通ってはどう？」と声がかかりました。私の下には、妹弟もおり、両親も、私と離れて暮らすことになっても、そろそろ落ち着いて勉強できる環境においたほうがよいと判断したのでしょう。私は中学三年から伯母の家に下宿して、高校、短大と伯母のもとから通うことになりました。

私の母は専業主婦でしたが、伯母は独身を通して高知の実家で祖母と暮らしながら、高校の養護教諭をしていました。先生という職業は、自分のことばかりじゃないんですね。毎日、子どもたちに接しているから、自ずと社会のこと、未来のことまで、広い視野で、真剣に考えるようになります。

そんなふうに社会で溌剌《はつらつ》と働く伯母の姿は、ずっと家庭にいて、外の世界とあまり接点を持たずに、のんびり家事や子育てだけをしている実の母よりも、カッコ良く見えました。高校生になると、私も伯母を見習って、学校の養護教諭になろうと、迷わず進路を決めました。

伯母は、養護教諭という職業柄か、健康に対する意識も高く、当時から玄米や自然食中心の食生活を実践、私の中学時代には、クロレラ入りの緑色のインスタントラーメンという、何やら奇妙なものを送ってきたこともありました。

ちなみに私の実家では、母が餃子やハンバーグ、すき焼きやカレー、ラーメンなど、子どもの好きなものをよく作ってくれましたが、冷凍食品やインスタント食品、スナック菓子なども普通に食べている、健康志向の伯母の家とは違って、ごくごく一般的な家庭の食事をしていました。

伯母は学校が休みの日にも、いろいろな勉強会や研究会にも足しげく通うなど、たいへん勉強熱心でした。

そうした集まりの中に、甲田先生を講師に招いて大阪のお寺を会場に開かれた「健康合宿」というのがありました。

当時、伯母は養護教諭の仲間たちとネットワークを作って、「森永ヒ素ミルク事件」の被害児訪問調査の支援活動に関わる中で、甲田療法の断食で被害児の麻痺がよくなった——という新聞記事を見つけたことから、仲間たちと一緒に、甲田医院に断食の体験入院をする機会に恵まれました。それが、後に甲田先生と私のご縁がつながるきっかけになったのです。

少食がなぜ体にいいのか、断食で難病が治った例や、生菜食や陰陽、一物全体、農薬問題などをテーマに語られる甲田先生のお話にたいへん感銘を受けた伯母たちは、その甲田医院での体験入院をきっかけに、甲田先生の講義を聞きながら断食をする「健康合宿」へと発展させ、三年目には全国から養護教諭が集まって、一〇〇人も参加する盛会になりました。

そこへ高校生だった私も、伯母に誘われて一緒に参加。高校二年生になる夏休みのことでした。

当時の私は、一〇代のお年頃だったこともあり、断食をしてダイエットになればいいかな、くらいの軽い気持ちで、伯母に勧められるまま一緒に参加したのです。それでも、初めて聞く甲田先生の講義は、ユーモアを交えた語り口の中にも、先生の医師としての信念――何とかして難しい病気を断食や少食によって治したいという熱い思いが伝わってきて、たいへん感動したのを覚えています。

「もし、自分が難病になったら、この先生に診てもらおう」

そのときふとそんなふうに思ったのは、後の自分の将来を暗示していたのでしょうか。それから数年経って、まさかほんとうに先生のお世話になるとは、想像もしていませんでした。

初めて参加した健康合宿のときに行ったのは、玄米五分粥《がゆ》と豆腐と青汁の少食で、完全な断食ではなかったものの、断食が体質改善や体のクリーニングになるということを知る、いいきっかけになりました。

ニキビが消えて肌がツルツルになり、合宿の後で学校の友達に会うと、みんなから肌がキレイになったと言われ、まんざらでもない気分でした。

また、視力も、〇・一から〇・三に回復、断食をすると美肌効果もあるし、よいことがあるなぁと、断食や少食に最初から好印象を持ったのです。こうした体験が、後に私が難病に罹って、甲田療法に取り組もうと決心する際の助けになっていたかもしれません。

## 西式甲田療法とは何か?

話をもとに戻しましょう。難病を宣告された私が、どのようにして病気を克服していったのか、その助けとなった西式甲田療法とは、いったいどういうものなのか、具体的に述べていきます。

甲田医院の入院患者は、断食・生玄米菜食を中心とした超少食の食事療法と西式の運動療法の二本立てで、経過をみていくことになります。甲田療法の食事や運動は、長年、甲田先生が研究の末に編み出された正規のメニューをもとに、その人の症状や状態に合わせて食事の量や内容は甲田先生が組み立てていきます。

なかでも甲田先生が発案された生玄米菜食は、甲田療法をもっとも特徴づけている食事療法だといえるでしょう。

内容は、ホウレンソウ、キャベツ、レタスなど季節の葉野菜を数種類、計二五〇グラムをミキサーにかけて泥状にした青泥と呼ばれるもの。もしくはそれを濾《こ》した青汁が中心となります。それにニンジン、ダイコン、ヤマイモなど根菜のすりおろし、そして生の玄米粉、豆腐などを適宜加え、味付けは、自然塩五グラム、レモン汁適量、場合によってはハチミツなども入れます。断食ではありませんが、古くから〝難病根治の秘宝〟といわれ、断食と同じ効力を持つ、甲田療法の肝《きも》となる食療法です。

こうした生菜食の他には、生水と柿の葉茶を一日に一～一・五リットル。

また、腸にこびりついている長年溜めこんだ宿便を排出できるように、下剤として スイマグ（水酸化マグネシウムの下剤、マグネシウムの補給にもなる）一〇ミリリットルを一合の水に溶いて飲みます。これは緩やかに排便を促し、宿便から出る一酸化炭素や活性酸素などの有害物を消す作用もあります。さらに各自の体調に合わせて、酵母や自然素材のサプリメントが加えられます。

当時の甲田医院での代表的な生菜食のメニューは、次のようなものでした。

**生菜食A**

**朝食**：抜き、**昼食**：生玄米粉八〇グラム、青泥または青汁二五〇グラム、根菜おろし（ダイコン一二〇グラム、ニンジン一〇〇グラム、ヤマイモ三〇グラムを合わせて、自然塩五グラムとレモン汁適量で調味）、**夕食**：昼食に同じ

（※現在は豆腐二〇〇グラムを加えている）

**生菜食B**

**朝食**：抜き、**昼食**：青汁一合、赤汁（ニンジンの搾り汁）一合、ハチミツ三〇グラム、自然塩少々、**夕食**：昼食に同じ。それに、生玄米粉一〇〇グラム、豆腐三〇〇グラム

# 自分の体質に合った食べ方を知る

実際に難病に罹ってしまった場合、まだ投薬治療をしておらず、体重に余裕があり、胃や腸が丈夫な人であれば、すぐに生菜食を始めることを勧めます。難しいと思われた病気も、まもなく好転の兆しが実感できるようになるでしょう。

けれども、**生菜食には注意も必要**です。例えば、副腎皮質ホルモン剤などを長く服用している場合は、急に止めると非常に激しいリバウンドが起こります。病状が後退して、治っていく気がしないでしょうし、危険な場合もあるので、その際には薬を服用しながらの生菜食にします。

また、私のように胃弱で冷え性の、東洋医学でいうところの「陰性」タイプや、もともと痩せている人の場合は、いきなりの生菜食は胃に負担となることもあります。

胃腸が丈夫な人は、生菜食に入る前に一週間程度の玄米クリーム食の期間を経るだけでいいですが、胃弱で痩せている人などは、玄米クリーム食を数年間続けて、胃腸を丈夫にしてから生菜食を始めるケースもめずらしくありません。

生菜食・断食に入る準備に、何年もかかるケースもあり、その分、忍耐と辛抱がいります。**私の場合も、胃腸が弱かったので、すぐに生菜食はできませんでした。**

生菜食が胃に負担となってしまうのは、胃液が強酸性であるためで、この強酸性の胃液が、傷ついた胃を直撃してしまうからです。これがひどくなれば胃炎を引き起こします。

その点、玄米クリーム食は、とろっとした粘っこいクリーム状で、荒れているケバケバの胃腸の傷口を、まるでケガを治すようにカバー、保護しながら、食べたものを消化するのを助けてくれます。ストレスなどで胃の粘液の分泌が少な目になっている場合も、玄米クリームはお勧めです。

病気の療養として少食にする場合は、玄米のお粥（または玄米クリーム）、それに豆腐などをプラスして、一日一〇〇〇キロカロリー前後を目安とします。

また、病状との兼ね合いから、最初から少食にするのが難しいケースでは、青汁を普通の食事に加えていくところから始めてもいいでしょう。

青汁によって体質改善がなされて、次第に自分に必要のない食べ物は受け付けないようになります。そうなれば、少食にするのも、わりあいと苦もなく、楽にできるようになります。

ともかく少食・断食ができるようになれば、高血圧症や糖尿病（成人病型）、高コレステロール血症、アレルギー疾患（花粉症、鼻炎、アトピー性皮膚炎、喘息《ぜんそく》）などは、するすると治癒に向かっていくでしょう。

**ただし、次に挙げるような病気の方は、特別な注意が必要です。**

痛風の方は発作が出やすいので、生菜食ではなくて、青汁と少食を合わせた食事にします。

結核の場合は、甘い物、果物、コーヒー、アルコール類、タバコ、モチ米、小麦粉の入ったものをさけて玄米少食にし、白身の魚を煮て一日に二〇〇グラム食べるようにします。それにカラシ湿布（注1）、毛管運動（69ページ）を行います。

人工透析や腎不全以外の腎臓病の方で、カリウムが高い人は、とくに注意が必要です。青汁を取れないこともあります。

腎不全の方には、朝、青汁一合にハチミツ三〇グラム、ごま油一〇シーシー、昼食は、半合の玄米ご飯と、低タンパク米一パック（一八〇グラム）、豆腐四分の一丁（一〇〇グラム）、ジャガイモ一〇〇グラム、ごま油一〇シーシー、夕食は昼と同じ。塩分は一日六グラム。脚絆《きゃはん》療法（注2）を一日一回、毛管運動を一日に一回二分間一二回（足枠をはめて）を日課とします。

ガンの場合は、断食・生菜食と裸療法（一日二回、83ページ）、心臓病の人は、毛管運動を一日一回五分を二〇回など、運動療法も欠かせません。

また、血液をサラサラにするための薬、ビタミンKと同等の薬を飲んでいる人は、青汁は飲めないので注意してください。

注1：カラシ湿布／①カラシ粉（和ガラシ・西洋カラシどちらでも可）を五五度のお湯で練る（大人は、カラシ粉と小麦粉を半々に。痛くてたまらないときは小麦粉の量を増やす）。②もめん布かさらしに三ミリの厚さに延ばして布を二つ折にして胸一面に貼る。③大人は一〇〜一五分、小麦粉を多くしている場合は一五〜二〇分。皮膚が赤くなっていればよく効いているので、すぐにはずす。一日三回。朝・晩は胸、昼は背中。風邪・気管支炎・肺炎・扁桃《へんとう》腺炎・結核・喘息・喉痛などの呼吸器疾患によく

効く。
注2：脚絆療法／足を締めつけることにより、脚部の血流の勢いを高める。脚絆を巻き、足を四〇センチ程の高さの台に約二時間のせる。

## 「生きなさい」の声に励まされて

自分の体力が続く限りは養護教諭の仕事を続けたいと思っていた私は、当初、甲田医院に入院するのは夏・冬・春といった学校が長期の休みのときに限られていました。

その際、私が行ったのは、前出の生菜食ではなくて、最初は短期の断食から入りました。断食そのものの期間は、三日から長くても一週間程度ですが、その前後に徐々に食事の量を減らしていく準備期間や、断食後に三分粥から徐々に食事の量を増やしていく回復食の期間が入るので、入院は長い休みが取れるときに限られたのです。

先にも述べましたが、甲田医院での断食療法は、私の場合、最初からうまくいったわけではありませんでした。

これで行ける！　と確信を持って取り組めるようになるまでには、ほんとうに長い道のりでした。

それというのも、入院して断食をすると体が楽になって、ふらつきや転ぶ回数も軽減、いったんは歩きやすくなるものの、断食を止めて、職場に復帰してふたたび普通の食事に戻すと、必ずといっていいほど病状が悪化したからです。

脊髄小脳変性症独特の症状である酔っ払いが歩いているような酩酊《めいてい》状歩行がひどくなり、それはもうたんなるめまいなどというレベルのものではありません。地面がせりあがってくるような感じで襲ってきて、もはや歩けなくなるのも時間の問題だと感じられました。

断食して症状が軽くなると、このままよくなってくれれば……と、いつも祈るような気持ちでいましたが、ふたたび悪くなるたびに「あぁ、また振り出しに戻ってしまった」と、何とも言えない挫折感に、心が折れそうになったことも一度ならずありました。

実は、病気になった当初には、もう生きていてもしょうがないなぁ、こんなことなら、いっそうのこと死んでしまったほうがいいかもしれない……そうした思いがよぎったこともあります。

すると、「そんなことを言ってはダメだ！」という声が、どこかから聞こえてきたのです。それは現実に聞こえた肉声というよりも、心の中に浮かんだ〝良心の声〟のようなものだったのかもしれません。

ともかくその声は、「生まれつきの障害で寝たきりの人や歩けない人は、生きていてはいけないのか⁉」と、私に問いかけてきたのです。

そうか、病気になるまでの私は、生まれてからずっと健康にも恵まれ、充実した学校生活や社会生活を送ることもできた。そのことに感謝の気持ちを持つこともなく、障害や重い病気に苦しむ人のことを考えたこともなかった。

自分が難病になって、何もできなくなってしまった人生に絶望し、こんな自分はもう何の役にも立たないから「死んでもいい」――そんなふうに考えていたのが急に恥ずかしくなりました。自分は大きな勘違いをしていた！　素直にそう思い直すことができたのです。「ともかく与えられたいのちだけは、頑張って生きよう」。それからは、その気持ちを杖にして、闘病生活を送っていきました。

## できることはすべてやり抜く覚悟を持つ

断食をして治れば、もちろん嬉しいけれど、治らなければ死ぬだけだ。いちばん自分が信頼をおける、大好きな甲田先生のところで死ぬことになるなら、それも本望だな。甲田先生がやりなさいということは全部やって、あとは人事を尽くして天命を待つ――。最後の最後のところは天にお任せ……当時はそんな心境でした。

断食をすることになっても、どうして自分だけが……とは思いませんでした。甲田先生のところでは、ガンやいろいろな難病の人、筋ジストロフィーの子どもさんなども、甲田療法でよくなっていたのを知っていましたから、難病になったら、断食したり生菜食になるのは当然のこと。最初からそう受け入れていたので、別に不満はありませんでした。

それよりも、体を治す方向へ、自分が頑張って努力することができるというところに大いに惹かれました。自分の体のことも、運命さえも、全部、お医者さん任せにして、受け身の姿勢でダラダラ絶望しながら生きていくより、断食や生菜食、運動療法と、できることは何でもやって、自分の意思の力でよくなる方向へ、生に向かって努力していくからこそ素晴らしいのだ。自分が信じた甲田先生の指示は、断食も生菜食も運動療法も全部、やり抜いて、健康になろう！　そうした期待感でいっぱいでした。

今思うと、こんなふうに甲田先生を信じて、甲田療法でいこう！　と腹を決めることができたのが、大きな運命の分かれ道だったような気がします。

## 四年がかりで本式の生菜食をスタート

甲田医院での断食期間を終えると、家では普通の食生活に戻していたと先に述べました。でもだからといって、その当時も食べたいものは何でも自由に食べていたわけではありません。断食と断食のあいだは、玄米ご飯と卵、煮魚、豆腐などを中心とした一日一六〇〇キロカロリーほどの食事を摂っていました。

こうした食事を断食と断食のあいだに二か月も続ければ、通常、断食で落ちた分の体重の四～五キログラムはすぐに増えて、もとの体重に戻るものです。

けれども、私の場合は、先の玄米菜食に近い食事を再開しても、断食後に比べて、体重はわずかに一キログラムほどしか増えませんでした。これは、私の胃腸の機能が相当、弱っていたためで、いくら食べても消化吸収できなかったのです。

一日一六〇〇キロカロリーの食事は、普通の食事の量からすると、かなり少な目です。一般的な食養生としては、それでも充分なケースもありますが、私のような難病では、甲田先生が本来、勧めている生菜食による食療法を厳格に行う必要があったのでしょう。

しかし、私の場合は、すぐに生菜食を始めるのは、体質的に難しかったのですね。お腹に宿便が溜まって、頑固な腸まひになっていたこと、また、体が冷えやすく、胃腸の働きが弱い「陰性体質」であったので、生の野菜をすりおろしただけの陰性の生菜食を摂ると、もともとの私の陰性体質のマイナス面がさらに極まり、それに伴って、さらに病状が悪化してしまったのです（東洋医学では、古代中国の陰陽五行論をもとに、自然のすべてのものを陰陽に分類。人間の体質、食べるものも陰陽で分けて考えます）。

そのため、甲田先生のもとでの食事療法は、体調や病状の様子をみながら内容を変えていかざるを得ませんでした。実に本式の生菜食になるまで、結局、二年あまりの準備期間を要することになりました。

今思えば、長期の休みだけ甲田医院に入院して、職場復帰するとまた病状が悪くなるということをくり返していたわけですから、病気がわかって、すぐに仕事を辞めて闘病生活に入ったほうが、回り道にならなかったのかもしれません。

でも、すぐに仕事を辞めなかったのは、私なりの考えがあってのことでした。

それというのも、その頃には、いつも死を覚悟していましたから、たとえいつ死んでも悔いが残らないようにという気持ちが強かったのです。

しょっちゅう転んであちこちあざや傷だらけになりながら、歩くこともままならないような状態になっていても、まだ、デスクワークや子どもたちと話すことができるうちは仕事を続けて、私という人間が生きていたことを、みんなに覚えておいてもらいたい、生きていた証しを残したいと思っていました。

けれども、そうやって仕事にしがみついているのにも限界がやってきました。何度も転んで足首を痛めた影響から腎臓も悪くなり、常時、タンパク尿が出るようになったのです。病状のほうも進み、歩行障害もいよいよひどくなってきたので、もはや学校は休職せざるを得ませんでした。

こうして私は、八六年一二月より、甲田医院に長期入院して、断食療法に専念することになりました。

## 甲田医院での入院生活

甲田医院に入院して、最初に挑んだのが、「すまし汁断食」でした。これは、コンブと干しシイタケでとった出し汁に、黒砂糖としょうゆで味付けしたすまし汁を、朝・夕の二回、他には、生水と柿の葉茶だけを飲むというものです。

黒砂糖を加えれば、一日あたりの摂取カロリーは二五〇キロカロリーほどになりますから、水以外は何も口にしない本断食に比べると、ゆるやかな簡易断食といえるでしょう。

**すまし汁の作り方**

三合（五四〇ミリリットル）の水に、コンブと干しシイタケをそれぞれ一〇グラム入れて、数時間置く。それを火にかけ、沸騰直前にコンブとシイタケを取り出して、しょうゆを三〇ミリリットル入れる。黒砂糖三〇グラムは好みで汁に入れるか、そのまま食べてもよい。

この「すまし汁断食」を、このときは二四日間の長期にわたって続けました。

甲田医院では、入院して断食する場合でも、その間、ただのんびりと寝ていればいいわけではありません。各自、甲田先生から後で詳しく述べる西式健康法に基づいた運動メニューを処方され、それをこなすだけで、一日の大半の時間は費やされます。温冷浴をくり返す入浴療法にも時間がかかりますし、掃除なども患者たちで、当番で行います。毎日やらなければならない日課に追われ、その間、もちろんお腹は空いているのですが、あまりそのことに気持ちが向く暇もないほどです。

私の場合も、最初は、二四日間の断食は長いなぁと思いましたが、何しろ毎日のノルマがびっしり詰まっています。入院中はけっこう忙しく過ごしているうちに、難なく乗り切ることができました。そもそも入院患者は、みんなお腹が空いているのですから、自分ひとりだけ空腹を訴えたところで仕方がないのです。

また、入院中、どこか体の具合が悪いところが出てきたとしても、甲田先生にそれを言うと、かえってまたやらなければならないメニューが増えてしまいます。頭が痛いといえば裸療法をたくさんやるようにとか、腰が痛いというと膝立金魚運動（67ページ）をしなさいといったようにです。だから、何も考えずに、最初に言われたことをもくもくとやっているほうが楽だともいえました。

## 超少食の先輩「仙人一号」のHさん

甲田医院の患者さんには、一日一〇〇〇キロカロリー以下の、五〇〇〜八〇〇キロカロリーの摂取カロリーで、過ごされている方が大勢おられました。皆さん、そうした超少食にすることによって、病気を克服し、元気に社会復帰も果たされていました。

私を主人公にしたドキュメンタリー映画『不食の時代』（白鳥哲監督作品）の中でも、

そうした生き証人さんたちが何人もインタビューに答える形で登場しています。

もっとも私のように完全に青汁だけ、というケースはさすがにめずらしく、甲田先生は、青汁だけの食事を「仙人食」と呼んでいました。そんなふうに言われるのは、ちょっと気恥ずかしいのですが、甲田医院には、私より前から〝仙人食〟の先輩がいらっしゃいました。

甲田先生の著書の中にもたびたび登場する「仙人一号」さんこと、Hさんという、私の祖母に近いくらいの年配の女性の方でした。

「仙人一号」のHさんは、高血圧や頭痛などの治療のために、甲田先生のところで、生菜食療法を続けていたのですが、症状がよくなると、次第に量が多過ぎるようだから……と言って、徐々に生菜食の量を減らして、最後には、青汁一杯になられた方でした。

私が甲田医院に入院中に、たまたまHさんとご一緒する機会がありましたが、断食中も元気いっぱいのご様子で、ほかの患者さんの掃除当番などを代わってあげているほどでした。

その頃、私は断食後の体重がなかなかもとに戻らず、フラフラしていたときだったので、そんなHさんの姿をスゴイなぁと思って羨望のまなざしで見ていたものです。

後に私もHさんと同じ、青汁のみの「仙人食」となり、甲田先生から「仙人二号」のMさんと呼ばれるようになったときに、こんなに少ない食事の量で大丈夫なんだろうか、と不安に思わずにすんだのは、このHさんという大先輩のおかげでした。「人間は、青汁一杯でも生きられるのだ」という、よいお手本を見せていただいたと、今でも感謝しています。

Hさんは、二〇〇八年の二月、享年八二歳で亡くなられましたが、最後までお健やかに過ごされていたそうです。

## 健康をもたらすもう一つの柱（西式健康法・運動療法について）

甲田療法では、食事療法とともに、いくつかの運動をすることを療養の柱としています。

甲田先生自身、学生時代から体が弱く、そのために留年や休学せざるを得ない青春時代を送っていたといいます。「何とかして健康になりたい」と思った甲田先生は、医学生時代から、いろいろな療法を試して、試行錯誤される中で出合ったのが、設計技師の西勝造先生（一八八四〜一九五九年）が考案された西式健康法でした。西先生もやはり体が弱く、健康体を求めて、この運動法を考案するに至ったということでした。

西式の最大の特徴は、総合的に体のバランスをとるというところにあります。運動もどれか一つをやっていればいいという考えではありません。

人間は、「皮膚、栄養、四肢、精神」の四つのすべてにおいて、バランスがとれた状態になることが健全で、そうなってこそ元気に健康体で天寿をまっとうできると西先生はおっしゃっていたそうです。

後に紹介する①平床（硬い板の上に寝る）、②硬枕《こうちん》（硬い木の枕を使用）、③金魚運動、④毛管運動、⑤合掌合蹠《がっしょうがっせき》運動、⑥背腹《はいふく》運動の六つを、健康を作る四大素因（皮膚、栄養、四肢、精神）を活性化するためには欠かせない、西式健康法の六大法則としました。

西式では、汗をかくと、血液の酸性・アルカリ性のバランスが崩れるものと考え、汗をかいたり、心臓がバクバクしたりするような激しい運動は勧めません。酸素をたくさん使う有酸素運動は、活性酸素を増やし、老化を進めたり、ガンになったりするなど、遺伝子を傷つけるとしています。それに、そもそも心臓は一生のうちで打つ回数が決まっているので、運動をして鼓動が速くなる分、短命になると考えています。

その点、西式の運動自体は、誰にでも短時間で簡単にできる内容で、布団の上で寝た状態でできるものがほとんどです。

筋力を鍛えたり、むやみと酸素やエネルギーを消費したりするのではなく、血液や体液の循環を促進して、体のゆがみを取ることが最大のポイントになっています。場所も時間もお金もかからない、体を整えるための体操なのです。

また、食欲に負けてつい食べ過ぎてしまったりすると、少食にできない自分に嫌気がさして、気持ちも落ち込んでしまいます。しかし、そんなときでも、これらの運動療法をすることで、「いや、まだ自分にはできることがある」といったように自分を励ますことができる。体を動かすと気分転換にもなり、精神的な助けを得られます。

以下、西式健康体操をそれぞれ紹介していきましょう。

**【金魚運動】**

背骨のゆがみを矯正する運動療法です。背骨（脊椎）のゆがみを直し、脊髄神経に対する圧迫や末梢神経のまひを取り除き、全身の脊髄神経や自律神経の機能を調整するとともに、腸管にも刺激を与えます。腸管の内容を均等にして、腸の捻転や閉塞を予防し、腸本来の機能を生理的に促します。便秘の改善にも非常に効果的。

**●方法**：仰向けになる。体をなるべく一直線に伸ばして足先をそろえ、足先をひざのほうへ直角以上に反らし、両方の足の裏が一平面の上にあるようにする。両手を組んで、首の後ろの真ん中あたりにあて、両ひじで調子をとって、金魚の泳ぐまねを細かく、素速く行う。朝夕一～二分間。

金魚運動を行う前には、四肢を自由に放り出して全身の力を抜き、完全にゆるんだ状態にしてから始める。

このバリエーションに膝立金魚運動がある。仰向けになって、手を組んで、膝を立てて、左右に倒すというもので、腰痛予防やヘルニアなどの人によい。

## 金魚運動

平らな床の上で、仰向けになって、体をなるべく一直線に伸ばし、足先を揃えてひざのほうへ直角以上に反らし、両方の足の裏が一平面上にあるようにする。そして、両手を首の後ろで組んで、首の後ろの真ん中あたりにあてる。

以上が基本姿勢で、両ひじで調子をとって、あたかも金魚が泳ぐような格好で体を左右に水平にくねらせる。一度に1～2分から始め、慣れてきたら5分間くらい行う。

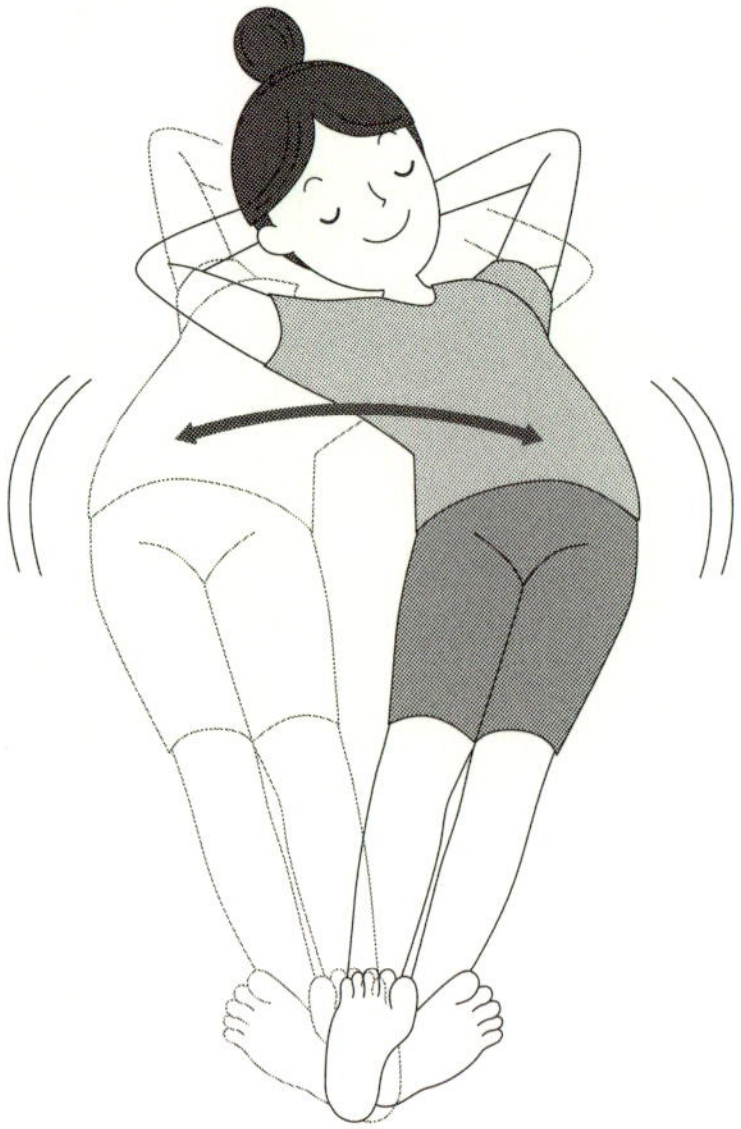

**【毛管運動】**

血液が全身を順調に巡るためには、グローミューと呼ばれる動脈と静脈を結ぶ血管のバイパスが、非常に重要な役割を担っていると西式健康法では考えます。

心臓から押し出された血液は、動脈を通って全身の各部分へ流れていき、今度は静脈を通って心臓へ戻ってきます。心臓から出た血液は、大動脈からだんだんと細い動脈へと分かれて流れていき、ついにはごく細い毛細血管を流れるようになります。

この毛細血管を流れているあいだには、血液は組織とのあいだに酸素を放出して二酸化炭素を取り入れるというガス交換を行っています。そして今度は、血液は最小静脈のほうへ流れていき、最小静脈からだんだんと太い静脈へ、さらに大静脈から心臓の右心房へと帰っていきます。この最小静脈から毛細血管へいく手前に、動脈から直接静脈へ抜ける近道の血管があります。これが、動静脈吻合《ふんごう》といわれるバイパス、すなわちグローミューです。

この血管は、微小であるため、白砂糖の摂り過ぎや、お酒の飲み過ぎ、食べ過ぎなどによって簡単に消滅し、機能不全となってしまいます。グローミューの通りが詰まってしまうと、血液循環が完全ではなくなり、体にさまざまな不調をもたらす原因にもなるのです。

グローミューを発達させる方法には、後で述べる温冷浴や裸療法がありますが、この毛管運動もグローミューを発達させ、全身の血液循環やリンパ液の流れを整えるのに効果的です。疲労回復に優れ、さまざまな病気の予防や改善に役立ちます。また、毛管運動を一生懸命やれば、大腿四頭筋が鍛えられて、ジョギングをするのと同じくらいの筋肉がつくようになります。

グローミューを復活させるには、少食は必須条件。甘いものと大食は控えること。少食にして体を浄化、毛管運動で体の循環をよくすることが、心身の健康を保つには欠かせない要点です。

指を切り落としてしまった人が、毛管運動を半日も続けて、指をくっつけてしまったという逸話があるほど、切り傷や火傷、捻挫などにもよく効きます。包丁で指を切った場合には、三〇分も続ければ、痛みも止まり、消毒も不要に。足がつったときにも効果的です。

●**方法**：仰向けの姿勢となり、硬枕（木枕）などの枕を首にあて、手足をなるべく垂直にあげる。手の指は軽く離して伸ばし、足の裏はできるだけ床と水平にし、この状態で手足を一～二分間、微動させる。朝夕一回ずつ行う。
毛管運動は、末梢の手足の七〇～八〇パーセントを占める毛細血管の流れを活発にする。毛細血管の循環がよくなることでむくみが消え、心臓、腎臓の働きもよくなる。ケガや捻挫、出血するケガも治りやすくなり、お年寄り、スポーツ選手にもお勧め。

**【合掌合蹠運動】**

仰向けの姿勢となり、両手は胸の前で合掌にし、足の裏を合わせた状態で平泳ぎのように屈伸運動をすることによって、左右のゆがみがとれてバランスが整えられます。常に足の裏を合わせたままで行います。

骨盤底、お腹、足全体、とくに大腿部の内側の筋肉や神経機能の向上によいでしょう。血液循環を促します。五十肩の予防をはじめ、子宮筋腫、子宮内膜症、前立腺肥大など、婦人科系にとくに効果的です。左右の足の長さの違いを揃えたり、脊柱側弯《そくわん》症、脊柱管狭窄《きょうさく》症、腰痛、ヘルニア予防にもなります。

## 毛管運動

まず仰向けの姿勢となり、硬枕などの枕を頸部に当て、手足をなるべく垂直に上げる。そして、手の指と指はくっつけずに軽く離し、足の裏はなるべく床と水平になるように保つ。この姿勢で、手足を 1〜2 分間、こまかく振動させる。これを朝晩 1 回ずつ行う。

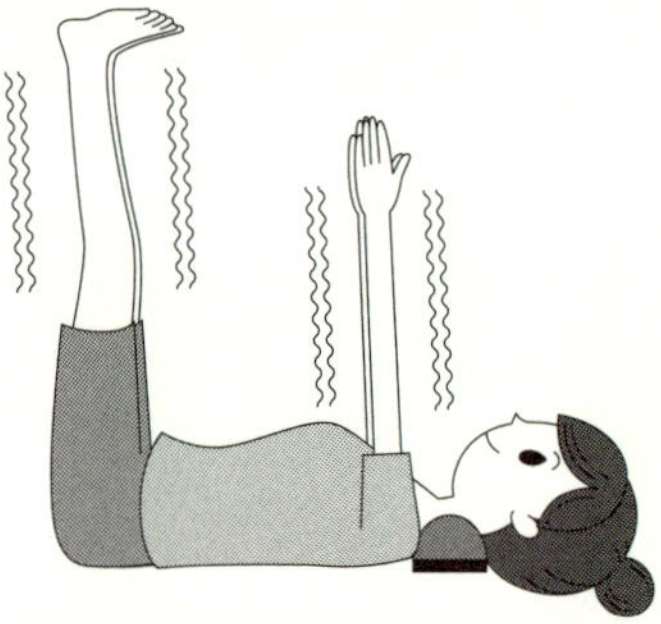

## 合掌合蹠運動

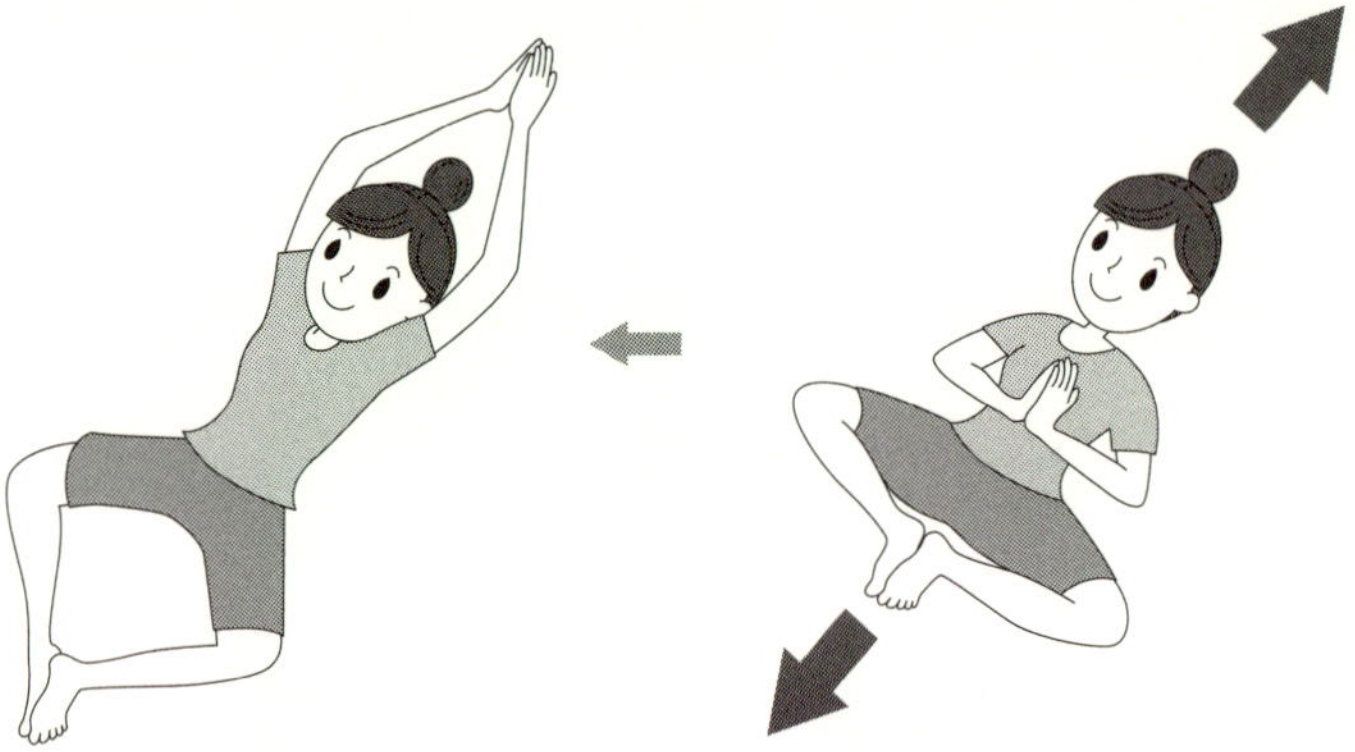

床の上に仰向けの姿勢で寝て、両手は胸の上で合わせておく。足は、左右の足の裏を合わせ、膝を開いて引き付けておく。手は頭の上にまっすぐに伸ばし、足は左右の足裏が離れないようにしながら足の長さの半分ぐらいまで伸ばす。伸ばしたり引き付けたりをくり返し行う運動。引き付けるときに力を入れるようにする。1 日 3 度、1 度につき 100 回以上実行すると効果的。

**【背腹運動】**

西式の六つの基本運動のうち、最も重要なのが、この背腹運動。まず、準備運動から行います。

**《準備運動》**

正座、もしくは椅子に腰かけましょう。常に頭をまっすぐにする姿勢を基本として、次の順番で行います。

（1）両肩を大きく同時に上下させる（一〇回）
（2）頭を右に傾ける（一〇回）
（3）頭を左に傾ける（一〇回）
（4）頭を前に傾ける（一〇回）
（5）あごを引いたまま、頭を後ろに傾ける（一〇回）
（6）頭を右後ろに回す（一〇回）
（7）頭を左後ろに回す（一〇回）
（8）両腕を水平に伸ばし、頭を右と左に回す（一回ずつ）

## 背腹運動 「準備運動」

11 種類あるが、全行程を約 1 分で行う。以下のような順序で行う

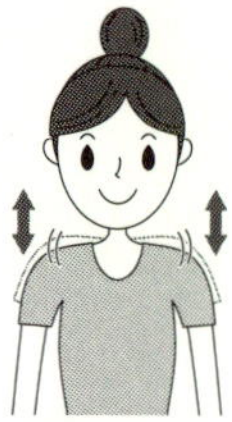

① 両肩を大きく同時に上下させる
（10 回）

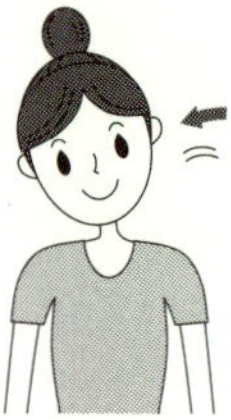

② 頭を右に傾ける
（10 回）

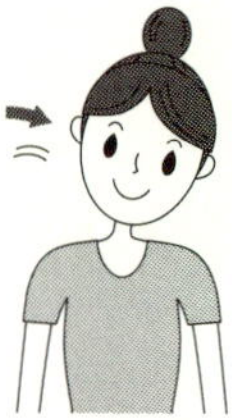

③ 頭を左に傾ける
（10 回）

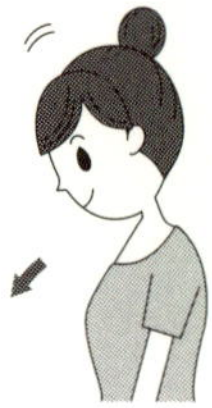

④ 頭を前に傾ける
（10 回）

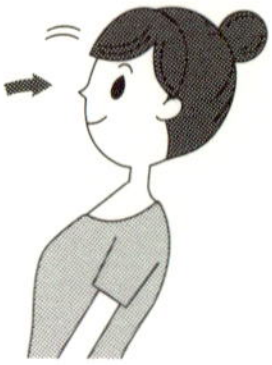

⑤ あごを引いたまま、頭を後ろに傾ける
（10 回）

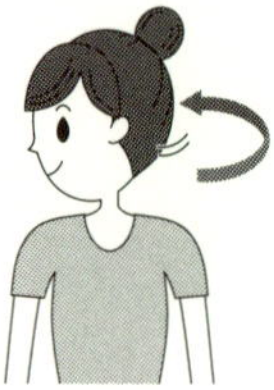

⑥ 頭を右後ろに回す
（10 回）

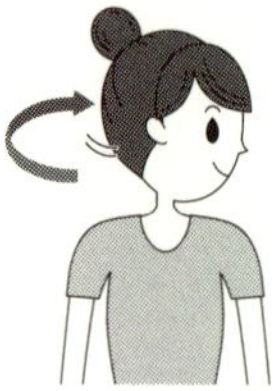

⑦ 頭を左後ろに回す
（10 回）

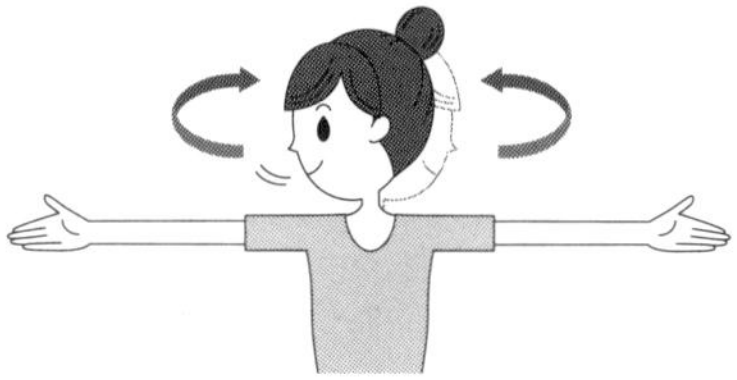

⑧ 両腕を水平に伸ばし、
頭を右と左に
１回ずつ回す

⑨ 両腕を垂直に挙げ、
頭を右と左に
１回ずつ回す

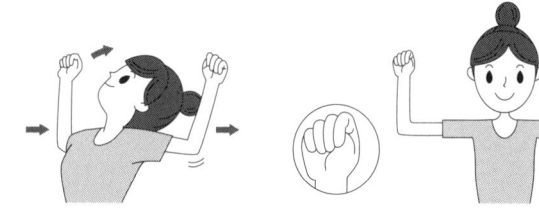

⑩ 両腕をまっすぐ上に伸ばしたまま、親指を中にして手を強く握る。次にそのまま腕を直角に曲げる

⑪ ひじを肩の位置よりも下げずに、⑩の腕を後方へ引けるだけ引き、同時に頭を後方に反らして、あごを上に突き上げる

以上の準備運動が終わったら、力を抜いて手を開き、
ひざの上にのせて、次の本運動に移る

（9）両腕を垂直に挙げ、頭を右と左に回す（一回ずつ）

（10）両腕をまっすぐ上に伸ばしたまま、親指をできるだけ深く手のひらの中に折り入れ、ほかの四本の指で親指を押さえつけるように握る。次に拳を握ったまま腕を直角に曲げる。

（11）（10）の状態で上腕を水平のまま後ろに引くと同時に、頭を後ろに反らし、あごを上に突き上げる（一回）

この準備運動は、主に頸椎七番を中心とする神経、筋肉を整え、血液循環を活発にすることを目的としています。

**《本運動》**

本運動は、脊柱を左右に揺すりながら、同時にお腹を出したり入れたりします。脊柱の故障を全体的に正し、生理的な脊柱の側弯を確保し、同時に腹部の運動と相まって、体液を中性にし、健康状態に導くものです。

「脊椎の狂いは万病のもと」といわれ、背腹運動を行うと、背骨のゆがみが矯正されます。それぞれの脊椎骨からは左右に脊髄神経が分布して、この脊髄神経が各臓器の働きをコントロールしています。そのため、背骨にゆがみが生じると、そこから出ている脊髄神経が圧迫され、働きが衰えます。その結果、脊髄神経が支配している内臓も機能が十分に発揮できなくなって抵抗力が衰えます。これが病気が発症する大きな原因になります。

そこで、脊柱を左右に揺する運動で、脊柱の両側にある交感神経幹を刺激、体液を酸性に傾かせます。

さらに、お腹を出したり引っ込ませたりする腹部運動によって、大部分が大腸・小腸からなる腹部の腸の運動になります。腹部の血液循環を活発にするだけでなく、便秘を防ぎ、腸内に停滞していた宿便を排除する助けにも。また、太陽神経叢《しんけいそう》も刺激して、体液をアルカリ性に傾けます。この左右と前後に揺らす両方の運動によって、体液のバランスを整えます。

脊柱を振ることで交感神経の働きが、また、お腹を出したり引っ込めたりすることで、副交感神経の働きと自律神経を両方とも活発にすることができます。

この運動は、頭を振るので頭の血液循環がよくなり、耳鳴り、背骨のゆがみ、お腹の癒着、便秘に効果的。宿便を出す助けにもなり、一〇分くらい行うと二時間ほど眠気を抑えることができます。

●**方法**

（1）正座して、両ひざは握りこぶしが五つ分入るくらいに広げ、両足の親指は左を上にして重ねるようにする。尾骨を中心に頭の頂点までを一直線になるように姿勢を正す。

（2）そのままの姿勢を維持して力を抜く。手を開いて、なかば上向きでひざの上にのせ、小指と薬指も静かにひざにつける。尾骨を中心に頭のてっぺんまでを一直線にする。座ったまま背伸びをする感じ。

（3）この態勢で、一本の棒のように上体を左右に揺すり、同時にお腹を出したり（ふくらませたり）、入れたり（へこませたり）する。

腹部運動は、腹筋を出し入れしますが、呼吸と合わせる必要はありません。背骨が真ん中に来たときにお腹をへこませ、背骨が左右に傾いたときに力を入れるようにします。腰から上体にかけて背骨が一本の棒のような状態にならない場合、腎臓を圧迫して、悪い影響を及ぼすこともあるので注意してください。

## 背腹運動　「本運動」

〔本運動〕体を左右に振りながら、同時に、お腹を出し入れする運動。最初はゆっくりでかまわないが、慣れるにしたがって徐々に速度を上げていく。椅子に座ってもよい。その場合の椅子の高さは大腿が床と平行になるくらいのものにする。

① 座って行う。両ひざは握りこぶしが５つ分入るくらいに広げ、両足の親指は左を上にして重ねるようにして座る
② 力を抜いて、手を開き、両手を静かにひざの上にのせる。小指と薬指をひざにつけ、手はなかば上向きにし、尾骨を中心に頭のてっぺんまでを一直線にする。座ったまま背伸びをする感じ
③ こうして、１本の棒のように上体を左右に揺すり、同時に、お腹を出したり（ふくらませたり）、入れたり（へこませたり）する

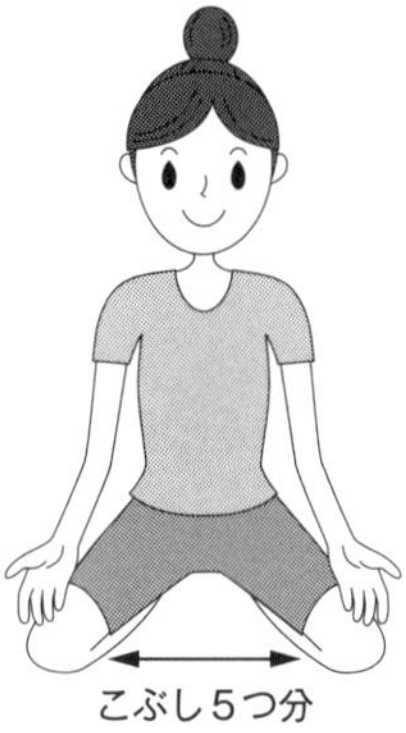


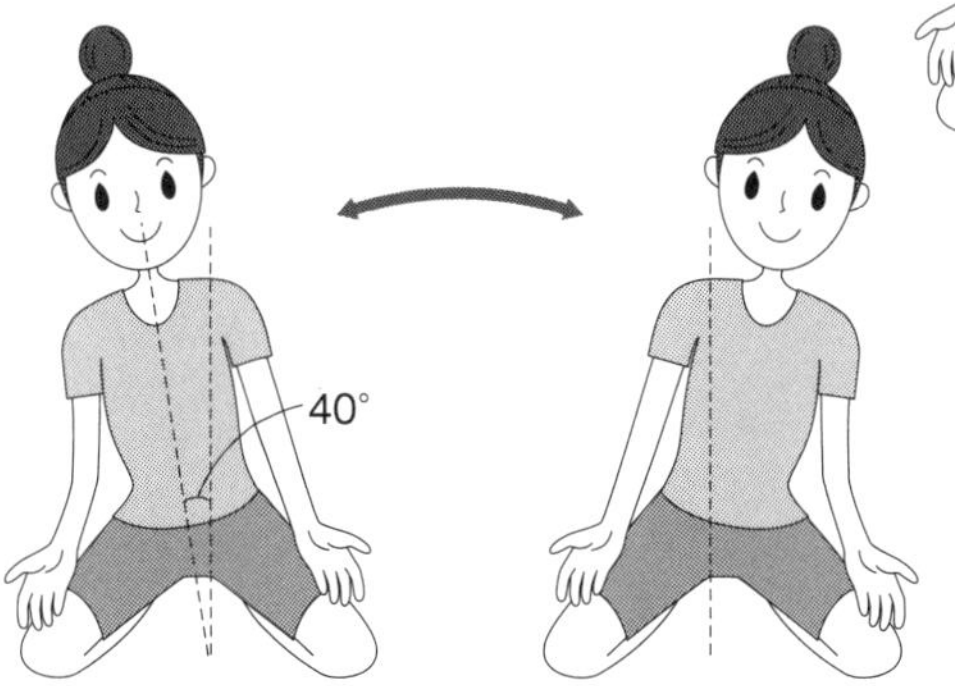


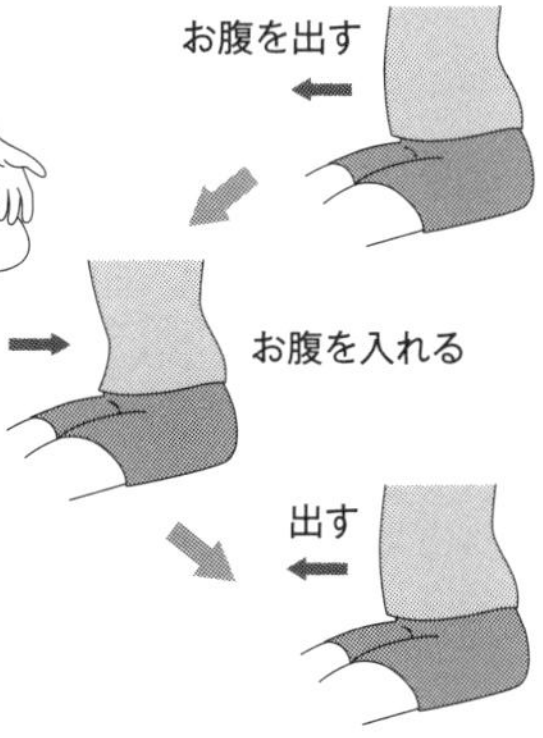


つまり、背骨が真ん中にきたときにお腹を引っ込ませ、背骨が左右に傾いたときに力を入れてお腹を押し出す。このお腹の出し入れは呼吸と関係なく行う。左右に倒す角度は中心線から40度が基準で、肩が中心線へくるくらいにする。腰から上体にかけて背骨が１本の棒のような状態にならないときは、腎臓を圧迫して、腎臓によくないこともあるので注意を

コツは、お腹を出して引っ込めて出して引っ込めてとやりながら、左右に風を切るようにヒュッヒュッと、モデラートのリズムで。脊柱起立筋や踏ん張ることによって太ももの筋肉もしっかりついてきます。

速さは揺振運動一往復を一回として、一分間に五〇回を目標にしてください。これを一〇分間、五〇〇回を目安に行います。

ただし、初心者は、最初からこの速度でやるのは体に負担となりますので、三か月くらいかけて徐々に速度を上げていきます。朝夕一回ずつ行いましょう。

この背腹運動を行っているときは、体も精神も暗示にかかりやすい状態になっています。潜在意識が開いていくので、声に出して暗示をかけながら（または心の中で）、悪いところが「良くなる、善くなる、好くなる、ぜったいよくなる、すっかりよくなる、どんどんよくなる」、あるいは「少食、少食、少食」などと唱えながら行うと、病気がない人も、気持ちがよくなります。願望実現の助けにもなり、性格もよくなり、運命もよくなるというのが私の経験です。

頭に瓦が当たって失神して倒れた奥さんを、ご主人が後ろから支えて背腹運動と断食をさせたところ、意識が戻って後遺症も出なかったというエピソードもあります。目・耳・首の不調など、頭のどこかが具合が悪い人は試してみてください。

**【温冷浴】**

温冷浴は、温浴と冷浴を交互に行います。

普通の温浴は、汗をかくことによって、体内の水分・塩分や、ビタミンCを失わせ、体内の酸性・アルカリ性のバランスを乱してしまうのが難点です。西式では汗をかくサウナは勧めません。

その点、温冷浴は、血管のバイパスのグローミューがグーッと縮み、体温を逃さないので湯冷めをせず、発汗しないので、体内の塩分やビタミンCを減らすことがありません。冷え性を治し、高血圧を改善、グローミューを発達させるのに、非常に効果的です。肌がきれいになって記憶力もアップ。疲労もとれて、自律神経のバランスが整うなど、たくさんの効用が認められています。

水に入るとキュッと血管がしまり、お湯に入るとパッと開く。血管の収縮と弛緩をくり返すような、血管の収縮運動になる温冷浴は、血管のポンプ作用を活性化。循環がよくなり、寒さにも強くなります。

また、皮膚には雑菌がたくさん存在していますが、血管をぎゅっと引き締めてからお湯に入ると、雑菌が入らなくなり、風邪もひきにくくなります。

●**方法**：温冷浴は、水浴から始め、水浴で終わるのが決まり。水浴→温浴を交互にくり返し、最後は水浴で仕上げる。

最初のうちは、一分ずつ行い、トータルの回数は九回程度とする。

水浴用の浴槽がない場合は、シャワーなどで代用。その場合、足先からだんだん上のほうへと冷水を浴びていく。洗面器を使って足から水をかける方法でもよい。一回につき、足先に一杯、ひざから下へ一杯、へそから下へ一杯、左肩、右肩へ交互に三杯ずつかける。

最初は、手首、足首の先の部分より始めて、慣れてきたら、ひざ下の部分、さらに太ももの付け根まで行っていき、一週間くらいしてさらに慣れてから、全身の首までの温冷浴にする。

お湯は四一度から四二度、水は一四度から一五度が理想的。シャワーの場合は、体感温度が低いので、温度を高めに設定する（温度差は二〇度くらいが理想的）。

ただし、次に挙げる人には、温冷浴は勧められない。

・重い高血圧・心臓病、肝臓病、慢性腎不全、飲酒している場合、発熱しているとき、薬を服用中

また、次のケースでは、水を浴びるのは、ひざから下に行う程度に留めること。

・不整脈、血圧高め、貧血気味、体力低下、六五歳以上

**【裸療法】**

皮膚は外界と人間との接点。私たちの体は皮膚呼吸によって酸素を取り入れたり、老廃物を排出したりしています。皮膚の健康は、血液循環や各内臓器官とも深く関わっており、皮膚の機能が低下する原因は皮膚を包み過ぎることにあります。

裸療法は、皮膚呼吸を強化して活発にする療法。皮膚呼吸は体の表面から尿素をは

じめとする老廃物を発散し、酸素を供給、体内で発生した一酸化炭素を酸化して炭酸ガスとします。これにより、風邪もひきにくくなり、健康体となります。また、前述したようにグローミューも発達し、全身の血液循環が促進されます。

●**方法**：室内を開放して、裸になる時間と部屋を閉めて衣服を着る時間を交互にくり返す。裸になるときには、できれば下着もとったほうが効果的。毛布やタオルケットで身体を覆うとよい。

衣服を着る場合は、季節のものよりも、いくぶん厚めにする（ただし、汗の出ない程度に）。

初めて行う場合は、いきなり全部の行程をやろうとしないで、次のような短い時間から始めるとよい。

一日目：裸になる時間を七〇秒まで行う
二日目：八〇秒まで
三日目：九〇秒まで
四日目：一〇〇秒まで

五日目：一一〇秒まで
六日目：一二〇秒まで

一日二回、朝晩、行う。

体質改善、難病を治すためには、一日三〜四回、または六回くらい行うとよい。効果は夏も冬もほとんど変わらない。

※注意
・衣服は寒くならないものを着用します。但し、汗をかかないようにしてください。
・服を着て温まる時間は適度に長くしてもいいですが、裸でいる時間は厳守します。
・裸になっているときは、じっとしているのではなくて、体のこわばった部分を摩擦したり、金魚運動、毛管運動、背腹運動などをするとよいでしょう。着衣中は安静にして温まります。
・日の出と日没前の二回行うのが原則ですが、一回でもかまいません。
・食事前に行う場合は、食事開始一時間半前までに終わるようにしましょう。食後は、三〇～四〇分後に始めます。食事の前後、三〇～四〇分の間はあけること。
・入浴前に行ってもいいですが、入浴後は一時間以上あけてください。
・三〇日間は、なるべく休まずに継続しましょう。そして二～三日休んでまた継続し、三か月は続けましょう。健康の増進がみられない場合は、これを一日四回、一年間続けてください。

**【木枕・平床】**

西式では、木の枕は血流がよくなるので、首に木の半円形の枕をあてるのがよいとしています。あごが床と平行になるくらいにして寝ると、枕の木の部分が首にあたって、マッサージ効果があります。

また、凝り症の場合も自分の頭の重みでじっくり頭が牽引されるので、背筋が伸び、歳をとっても身長が縮みません。首が悪い人にはとくによいでしょう。

また、腰痛の人は、せんべい布団か、板の上（平床）に寝るのがいいでしょう。布団はダニがいっぱいですが、板は拭くだけですむので衛生的。アトピーにもよいでしょう。

## 「すまし汁断食」で待望の宿便が出た

最初の二四日間の「すまし汁断食」で、大量の宿便を出すことができたのをきっかけに、私の病状は大きく好転しました。それを境に、ぐんぐんと回復へ向かっていったのです。

玄米菜食の食事に戻してからの体重の増加も順調で、体力も徐々にアップ、一時は歩くこともままならず、廊下を這っていたのがウソのように、ふたたび立って歩けるようになりました。

そうして、二回目の「すまし汁断食」を終える頃には、ふらつきも治まって、しっかり歩けるまでに回復しました。

甲田療法では、私のように宿便が出たことをきっかけに、その後、劇的に病気がよくなるケースがよく見られます。

私の場合も、断食をくり返して宿便が出るたびに、腸のまひが少しずつ改善し、胃腸の働きが徐々によくなっていったようです。

この二度の「すまし汁断食」の後、いよいよ甲田療法の神髄ともいえる「生玄米菜食」に入ることができました。

消化吸収能力がアップして、生玄米菜食にしても耐えられる胃腸になったのでしょう。生菜食にしても、病状が悪化することはなくなりました。

そうして、正式の生玄米菜食を始めて一か月半後には、甲田医院を退院、自宅でも生玄米菜食を続けながら、しばらく養生生活に入ることになりました。

甲田療法では、ガンや難病、アレルギーなども、宿便を原因とみるケースが非常に多く、したがって断食や生菜食で宿便を出すことが、病気が治る第一歩だと位置づけています。

私の場合も、最初に甲田先生に診察を受けたときに、お腹にガスが溜まっているので、宿便を排出できれば病気は治る——という甲田先生の最初の見立てどおり、病状が好転したのは、一回目の「すまし汁断食」によって宿便が出てからでした。

宿便とは、一般的に「長年かけて腸壁のあいだに溜まった便」のことです。

人間の腸は、食べ物が消化しきれないうちにさらに食べてしまうことで、便を残してしまいます。そうした宿便がすっかり出きってしまわないうちに、さらに食べると、その食べたものを吸収しようとして、腸は不自然に伸びることになるのです。そうなると腸の働きが落ちてきて、病気になりやすい体になってしまう――甲田先生はそう考えていました。

断食をすると宿便が排出されやすくなるのですが、甲田先生は宿便を、よく交通渋滞にたとえていました。道路の通行の許容量を超えて車が入ると、流れが悪くなり、車は進めなくなって道にあふれてしまいます。便が車だとすると、そうやってあふれた分が宿便になります。

現代人の多くは、自分の胃腸の消化吸収の能力を超えて食べ過ぎています。そのため、消化吸収能力を超えた分は、腸に停滞、あふれて吸収できなくなった便は、腸が伸びて何とか収めます。けれど無理に腸が伸びてしまうことで、ますます働きは衰えてマヒします。その結果、さらに宿便が溜まってしまうという悪循環に陥るわけです。

宿便の中身は常に入れ替わっていますが、消化吸収能力を超えた過食が続く限り、いつまでも宿便はなくなりません。それを排出するには断食・少食が効果的で、宿便が出ると、さまざまな病気が好転します。こうしたことは、長年にわたる甲田先生の研究で、明らかになっています。

このように、断食には、宿便を排出するという大きな意味があるのですが、私も断食をするたびに、びっくりするほど大量の宿便が出ました。

いちばん多かったのは、最初に半断食をした高校生のときで、このときは黒っぽいヘドロのような、どぶくさい臭いの宿便でした。

療養に入ってからの断食中には、固形物は摂ってないので、ほとんど水状の便でしたが、いつもお腹がぐるぐると動いて、午前中のうちから何度もトイレに通い、そのたびに、茶色っぽい便、白っぽい便、ざらざらした砂状のものやスイカの種のように黒い部分が混じっている便など、さまざまな宿便が見られました。

宿便は、言ってみれば古い便です。とはいえ、古い便なら、何でも宿便かといえば、そうとも言いきれないところもあります。

ただ一つ確かなことは、断食中に、くさくて黒っぽい便が出てきたら、それが体質を変える、ターニングポイントになるということです。とくに酸っぱい臭いの宿便が出たら、しめたもの。腸内の酸性とアルカリ性のバランスが変化して、腸内環境が改善されてきた兆候です。

黒っぽく重量があって臭いのきつい便は、悪玉菌の死骸を含んでおり、腸内環境は酸性に傾き良好とはいえない状態。肉食が多い人ほど、その傾向が顕著です。一方、生野菜中心の食生活を続けていると、便は明るい黄色に近い色で、水に浮くくらい軽いものになります。こうした便が見られるようになったら、腸内環境はアルカリ性よりになり（弱酸性）、かなり良好になっています。

## 宿便は体が浄化モードになったサイン

便を出すだけなら、何も断食や少食にしなくても、下剤や浣腸ですむのではないかと考える人もいるかもしれませんね。でも、いくら薬で便通をよくしたとしても、体質改善までには至りません。

断食によって体が浄化モードになったときに、はじめて体中から、生まれてから今までに溜めこんでいた老廃物やいろいろな悪いものが出てくるようになるからです。

その最たるものが宿便というわけです。他にも、断食をすると断食疹という湿疹が出たり、目やにや鼻水、耳垢《あか》、頭皮湿疹、女性なら膣からおりものや出血が見られたりすることもあります。ともかく浄化モードになった体中から、いっせいにいろいろな老廃物が、ドドーッと出てくる。これらは細胞の奥底に潜んでいた毒がすべて吹き出てきたものだと考えられます。

体臭が変わり、味覚も変わり、舌や歯が黒くなる人もいます。ずっと以前に使用していた塗り薬や化粧品の臭い、また、よく薬を服用していた人の体臭が、薬と同じ臭いを発したり、その人の宿便の臭いが体臭となって出てくるという、驚くようなことも起こります。その臭いというのは、あたかも便が皮膚から気体に変わって、出てきているようなものだといえるのかもしれません。

こうした浄化モードに入ったときに出る宿便こそが体質改善のきっかけになるわけです。この宿便は、たんに腸の表面にこびりついていたものだけでなく、腸の内部、深部細胞の死骸や老廃物も含まれているのではないかと想像されます。

だから宿便が出た後の人のお腹は、触ると柔らかくなっています。宿便が出る前の人の腸が固いのは、たんに便が詰まっているからではなくて、腸そのものが固くなっているためです。そのため、動きも悪く、ゆっくりなのです。

宿便の出方も人によってさまざまで、同じ断食をしても、簡単に出る人もいるし、出ない人もいます。素直な人は出やすいですが、頑固な人は出にくい。若い人のほうが出やすく、高齢者は出にくい傾向があります。

また一回の断食で出ない場合でも、断食をくり返しているうちに出やすくなります。

宿便は、断食によって排出されるようになるのは確かですが、例えば、ガンを発見することができるくらい、腸壁をつるつるになるまで下剤をかけて大腸ファイバーなどで診たときに、健康体の人では、宿便らしきものがまったく認められない、残っている便がいっさいない、というケースもあります。

ところが、そうした宿便がないと診断された人でも、断食をすると、なかったはずの宿便が出てくることもあるんですね。

または、一年くらい生食を続けていたら、大量のくさい便が出てきたというようなことも起こります。宿便については、そういうマジックのような、まだまだ解明されていない部分がたくさんあります。

甲田先生は宿便について、腸の細胞の中の老廃物が出るということまではおっしゃっていませんでしたが、私は、宿便には、体の中の古い細胞の一部ともいえる老廃物も一緒に排出されているのではないかとみています。

宿便を科学的に解析したら、どんなことがわかるのか。いつの日か、宿便中の腸内細菌の遺伝子検査を研究者の方にお願いしたいと思っています。

# 第3章

# 青汁一杯で生きられる体のメカニズム

## 青汁一杯で今日も快調！

一日に青汁一杯、カロリー摂取量はわずかに五〇キロカロリー足らず。そうした食生活になって今年（二〇一三年）で一七年になることは、プロローグでも書いたとおりです。

そんなわずかなカロリーしか摂っていなければ、皆さん、すぐに骨と皮だけになって、栄養失調で倒れてしまう……そう思われるでしょうが、実際、そうした心配は私には無用のようです。

毎日、朝から晩まで、ほとんど立ちっぱなしで患者さんの治療にあたっていますが、体調はすこぶる良好、体重も一五四センチの私の身長からすると、ちょっと太り過ぎと言っていいほどの六〇キログラムを、もう何年も維持しています。

ほんとうは、もう少しダイエットしたいくらいなのですが、これ以上、食事の量を減らすわけにもいかないし……、体重が増えていくのは自然に任せています。

もちろん体調に悪いところはなく、もともとあった冷え性や慢性頭痛も、生菜食にしてから、すっかり解消されました。

貧血や骨の老化もなく、同年齢の女性と比べても、血色素量《けつしきそ》（ヘモグロビン）や骨量は多めとなっています（これについては、後の項目で詳しく述べます）。

柿の葉茶や生水を多く摂っているので、排尿は一日三〜五回、排便も固形物を摂らないので、水様便ですが、これも毎朝、欠かさずあります。

生理に関しては、二〇代の療養中に、最初のすまし汁断食をして、急激に体重が減った後には、一年半ほどストップしていましたが、生菜食をして体重が増え始めてからは再開。以来、四〇〜五〇日周期と、やや長めですが、青汁一杯の食生活になってからも周期的に来ています。今年五一歳になりますから、そろそろ更年期といわれる年齢ですが、不調はまったくありません。

病気の進行を止め、回復してからも再発しないようにするには、当初、甲田先生は「生玄米食を五年は続けましょう」と、私におっしゃいました。

当時の私にとっては、余命もそれくらいかもしれないと思っていたので、「あぁ、もうずっとなんだな」と覚悟を決めたわけですが、結局、生玄米食は七年四か月あまりも続けることになりました。その後、青泥や青汁の量が多過ぎて、だんだんお腹がはって苦しくなってきたり、増え続ける体重調整をするために、青汁一杯だけの食事をするようになったのは一九九七年からでした。

## 超少食でも増え続ける体重「甲田カーブ」の謎

後で詳しく述べますが、一九八四年から、長期休みのたびに断食を数回行った後、八六年一二月、甲田医院に入院して、まず「すまし汁断食」から始まった私の食事療法は、その後も「本断食→すまし汁断食→青汁＋ハチミツ断食→すまし汁断食→本断食→リンゴ断食→本断食」と体調や病状の様子をみながら行っていき、普段の食事内容も、何度も見直されることになりました。

**いきなり今のような超少食の食生活ができるようになったわけではないのです。**

そうして最終的に、現在の青汁一杯五〇キロカロリーの食事に落ち着くまで、最初に病気を宣告されてから、実に一二年に及ぶ歳月を要しました。

病状の推移を見ながら、何度も断食、生菜食と、食事の内容を切り替えたのですが、その間、私の体重がどのように変化していったか、ここで詳しく見ていくことにしましょう。数字が並んでしまいますが、ご了承ください。

甲田療法では、断食・生菜食を何度かくり返しているうちに、断食や生菜食で一度は減った体重が、ある時点から生菜食を続けたままでも増加してくる〝甲田カーブ〟と呼ばれる体重増加現象が見られます。

私にそれが出てきたのは、一度目のすまし汁断食を始めてから半年ほど経ってからでした。

八六年一二月に、一度目のすまし汁断食を二四日間続けた結果、当初、五一・三キログラムあった体重は、四六・三キログラムまで落ちました。その後、一日一六〇〇キロカロリーの玄米菜食を二か月以上続けても、体重はわずかに一キログラムほどしか戻りませんでした。

その体重で、二度目のすまし汁断食に入ったのは、八七年三月のこと。

途中で体力不足で続けられなくなるかもしれない、という不安材料を抱えながらのスタートでした。

この二度目のすまし汁断食は、ある意味、体力との兼ね合いで、チャレンジでもあったわけですが、幸いにして、途中で断食による体力の衰えを感じることもなく、体調は徐々に上向きに。だんだんふらつきも軽くなって、少しずつ自力で歩けるようになりました。

病気の症状は、順調に回復していきましたが、いっぽうで体重は、それと反比例するように落ち続け、とうとう四一・五キログラムまでダウンしてしまいました。

その頃です。私は自分が死ぬ夢を見ました。自分は布団に寝ているのですが、魂が抜けてふわふわと飛んでいき、甲田先生がそばにいる——という夢でした。

その話を甲田先生に何気なくすると、先生は、「いかん、生命エネルギーの気が弱くなっているようだ」と言って、二度目のすまし汁断食は二〇日目にして打ち切りになりました。

先生は死ぬ夢を不吉と捉えたようですが、後でユングの夢判断で知ったことには、「自分が死ぬ夢」は決して悪い夢ではなく、それまでの自分を捨て去って、再生・新生を暗示するものでもあるようです。

実際、ユングの夢判断のとおり、その夢は「再生」を暗示していたのだと思わせるかのように、その日を境に少しずつ私の病状は好転、だんだんしっかりと歩けるようになって、ふたたび悪化することはありませんでした。

甲田先生の判断によって、二〇日で終了した二度目のすまし汁断食でしたが、一度目のときとは違って、三分粥などを摂る回復食の期間から体重は順調に増加、断食終了後の三七日目には、早くも二・五キログラム増の、四四キログラムになりました。

消化吸収する力が衰えていた私の胃腸も、大量の宿便も排出されるなどして、その頃から急速に働きがよくなってきたようです。


後で振り返ると、このときが、病状が好転する大きなターニングポイントになっていました。

体重の増加に伴って、ふらつきはほとんどなくなり、しっかり歩けるようにもなったので、それまで受けつけなかった生菜食に、いよいよチャレンジすることになりました。

最初の一か月半ほどは、入院しながら青泥などの作り方を覚えていき、西式の健康体操も続けていました。その間にも、病状のほうはぐんぐんと回復、検査結果にも異常が見られなくなり、ほぼ発病前の健康体に戻ったと思われたところで退院。その後は、生菜食を続けながらの、自宅療養の身となりました。

自宅療養に入ってからも、体重はどんどん増え、一度目のすまし汁断食の後に、一日一六〇〇キロカロリーの玄米菜食の食事を二か月間続けて、わずか二キログラムも増えなかった体重が、一日九〇〇キロカロリーの生菜食を続けているうちに、二か月後には五キログラムも増えたのです。

こうした体重の変化をグラフにしたときのU字カーブが、前述した「甲田カーブ」です。

これは、私だけでなく、甲田療法による断食や少食を経験した人には多く見られるもので、断食や少食によっていったんは落ち込んだ体重が、同じような少食を続けていても、ある時期を境に増えていくのです。

通常、成人女性の場合、個人差はあるものの、一日の基礎代謝量は、およそ一二〇〇キロカロリーです。現代の栄養学では、基礎代謝量を下回る九〇〇キロカロリーでは、「長く続けていると筋肉や骨、血液細胞などが損なわれ、体重が減って体を壊す」とみなされるのが普通です。

けれども私の場合は、一日九〇〇キロカロリーの生菜食をすることによって、体調はぐんぐんとよくなり、病気になる前よりも、むしろ快調になったと言ってもよいほどでした。

これは断食や少食に体が慣れていくうちに、体内のさまざまな働きが、断食や少食に合ったシステムに変化していったからだと思われます。

## 六五〇キロカロリーの生菜食で一〇キロランニング

自宅療養に入って五か月目の八七年一一月末、体重が病気になる前とほとんど変わらない五〇キログラムを突破したので、五日間の本断食を行ってみました。

ただでさえ少食のところに、そのうえ断食までして大丈夫なのかと思われるかもしれませんが、甲田医院の患者さんのあいだでは、こうしたことはめずらしくありません。

生菜食をして調子が上がってくると、断食も楽にできるようになり、断食後の体力や体重もスムーズに回復します。私の場合もそうでした。

このときの断食で、体重は、五〇・五キログラムから四七・五キログラムに減りましたが、ふたたび生菜食の食事を摂り始めると、三週間で、もとの五〇・五キログラムの体重に戻りました。

八八年には、本断食、すまし汁断食、青汁・ハチミツ断食などにもチャレンジ。その都度、いったんは一〜三キログラム減るものの、生菜食を摂り始めると、体重はすみやかに戻り、さらには、その後、じわじわと増えていくようになりました。

その年の九月には、体重が五三・〇キログラムになったので、昼の生玄米粉を抜くことにしました。

昼食に野菜五〇〇グラム（葉物野菜の青泥二五〇グラムと根菜二五〇グラムのすりおろし）のみとし、夕食は従来どおり、玄米粉七〇グラム＋野菜五〇〇グラム、一日のカロリー摂取量は、計六五〇キロカロリーとなりました。

この食事によって、当初は、体重はわずかに減少、けれどもまたジワジワと増え始めてきたので、八八年の暮からお正月にかけての九日間で本断食をして、四・五キログラム、落とすことができました。

とはいえ、この断食後も、生菜食の食事に戻すと、また体重は徐々に増加していきました。

そんな折のことです。ちょうど春先の桜がきれいな季節で、散歩をしているうちに桜並木を走ってみたい気分になりました。それまでランニングなどしたこともないのに、後で地図を確認してみると、何と一〇キロメートルも走っていました。

後日、そのことを甲田先生に報告すると、「一日六五〇キロカロリーの生菜食で、一〇キロも走れんのか！」と、たいそう驚かれました。これまでたくさんの患者さんを見てきた先生に驚かれるなんて……と、かえって私のほうがびっくりしたほどでした。

その後も体重はじわじわと増加し、ふたたび五〇キログラムを突破したので、今度は九日間のリンゴ断食（水と柿の葉茶＋昼と夕に各一個のリンゴを食べる断食法）を行いました。

この断食で、体重は四七キログラムに落ちましたが、生菜食に戻すと一週間ほどで、ふたたび四九キログラムまで増加。そこで今度は夕食の玄米粉も抜くことになりました。この段階で、一回五〇〇グラムの野菜を昼夜、一日二回、それにハチミツ三〇グラムを加えた一日の摂取カロリーは、五〇〇キロカロリー、タンパク質は一〇グラムになりました。

同世代の成人女性の食事摂取基準と比べると、エネルギー量にして四分の一、タンパク質はわずかに五分の一足らずです。こうして、八九年五月一六日、少量のハチミツ以外、食事のすべてが生の野菜のみとなりました。生菜食を始めてちょうど二年が経過していました。

それから一年半ほどは、さすがに体重の増減はなく、四九・五キログラムをキープ、体調はいたって良好で、医学検査でも何ら異常はみつかりませんでした。体調もよく、元気で体重も安定してきたので、この食事が自分には合っているのだなという状態が続きました。

ところがそれから一年半ほど経った一九九二年の春頃のこと、今度は昼・夜合わせて一キログラムの野菜の食事が、多く感じられるようになってきたのです。

お腹がはって、少し気持ちが悪くなるような日もあったので、お腹がはらないように、昼の野菜とハチミツを抜き、食事は一日一回、夕食に野菜五〇〇グラム（葉物野菜二五〇グラムの青泥＋根菜二五〇グラムのすりおろし）を食べるのみとしました。これで一日の摂取エネルギーは約二〇〇キロカロリー、タンパク質は五グラムほどになりました。

ただでさえ少ない食事が半分以下になってしまったのですが、それでも体重が減ることはなく、それから七か月間、四九〜五〇キログラムのあいだで維持されました。

さすがにここまで食事の量を減らしてくると、今度こそ、この食事内容で落ち着くだろうと思っていました。しかし、それもつかの間、夏になるとふたたびお腹がはり気味になってきました。

そこで、八月からは、青泥のカスは捨てることにして、青泥を濾《こ》した青汁と、ニンジンのすりおろしを絞ったニンジン汁だけを飲むことにしました。絞ることによって、エネルギー量はさらに減少、青汁とニンジン汁を合わせて、一日のカロリー摂取量は、約一五〇キロカロリーに。とうとう野菜汁だけの食事になりました。

## とうとう一日青汁一杯の食生活に！

実はこの間、体調が安定して、一〇キロランニングで甲田先生を驚かせた一九八九年の春から、勧める人があって鍼灸師を目指して鍼灸学校へ入学しました。九一年の秋、鍼灸学校を卒業して、晴れて鍼灸師となった私は、甲田医院と同じ大阪市八尾市にある内科・整形外科のクリニックで、鍼灸治療のアルバイトを始めていました。

そうした環境の変化もあったせいか、鍼灸師となって一年後あたりには、体重はやや減って四七キログラムに。もっとも体重は減っても、体調はよく、新しく始めた鍼灸の仕事は学ぶことが多く、無我夢中のうちに毎日が過ぎていきました。

勤め始めて一年後の九二年九月、しばらく断食をしていなかったので、自分から希望して、本断食を一三日間、行うことにしました。

青汁とニンジン汁だけの食事をしていて、断食をするとどうなるのか、自分の体ながらちょっと興味があったのです。

本断食のあいだも、クリニックでの鍼灸治療は休まず、甲田医院には医学チェックだけに通っていました。普段から野菜汁だけの食事で、断食してもそう落差がなかったせいか、一三日間、水と柿の葉茶だけの摂取エネルギーゼロの生活になっても、特別、お腹が減ってつらいとか、疲れるということもありませんでした。通常の仕事をしながら、いつも通りの生活を続けることができました。

とはいえ、このときは、さすがに体重が落ちて、断食前の四七キログラムから、断食終了後には四三キログラムになっていました。

ところが、断食を終え、ふたたび野菜汁を飲み始めると、体重はゆるやかに増加。九三年の一月には、四七キログラムになり、五月には、四九キログラムまで回復、野菜汁だけの食事になる以前の体重に戻りました。

それ以降も、九三年の六月に一七日間、九四年の五月に八日間の本断食を行いましたが、断食中に体重は一キログラムほど減るものの、断食を終えると一週間ほどで回復、その後もまたジワジワと体重は増えていきました。

そうして九四年の一二月からはニンジン汁を抜いて、葉物野菜二五〇グラムから作った青汁だけ、一日に約一〇〇キロカロリーの食事としました。

これによって体重はまた少し減って、四七キログラムに。けれども一日一〇〇キロカロリーの食事を続けていたにもかかわらず、一年後には、なんと五五キログラムまで増えていったのです。

そこで、九六年の初めからは、青汁の材料を二五〇グラムから一五〇グラムに減らすことにし、摂取エネルギーは、とうとう一日およそ五〇～六〇キロカロリーとなりました。

以来、この青汁一杯五〇キロカロリーの食生活をずっと続けているのです。

そして、二〇〇〇年頃からは、一週間のうち日曜日には、青汁も摂らない、水と柿の葉茶だけで過ごす「一日断食」の日としています。

二〇〇二年頃に、夜、少し目が見えにくくなるということがあったので、甲田先生に相談したところ、次の三種類のサプリメントを処方されました。

整腸剤の「エビオス」二〇錠、藻から精製した「スピレン」二〇錠、ビタミンC一錠（一〇〇〇ミリグラム）です。目の症状はサプリメントを摂り始めると、すぐに治まりました。

以来、この三種類は、毎日、摂り続けています。

## 私が毎日飲んでいる青汁について

季節の葉物野菜五種類、計一五〇グラムをミキサーですりつぶし、泥状にする。繊維を捨てて濾した青汁に、塩、好みで味付けにレモン汁少々、リンゴ少々を加える。

これが、私の毎日の糧となっている青汁です。昔から、体の状態を訊くときに「塩《あん》梅《ばい》はどうですか？」という言い方をするでしょう。あなたの塩は足りていますか？と尋ねるくらい、人間にとって塩は大事なもの。私が作る青汁にもひとつまみの塩は欠かせません。

一年を通じて使う野菜はコラード（ケールの一種）、フダンソウ、春・秋はキクナ、大阪シロナ、コマツナ、チンゲンサイ、べカナ、サニーレタス、パセリ、ニンジン葉、夏はツルムラサキ、シソ、チコリ、冬はダイコン葉、キャベツ、ハクサイ、シャクシナ、ホウレンソウ、ビタミン菜など。

これらの葉野菜は、甲田医院で事務局長をしていた山田修さんが、家庭菜園を大規模にやっておられる畑からわけてもらっています。ＥＭ菌（琉球大学名誉教授の比嘉照夫先生が開発した有用微生物菌）を使った無農薬有機農法で作られた野菜が、山田さんのおかげで難なく用意できるので、とてもありがたく思っています。

自宅のベランダでは、ハコベやユキノシタなどを育てています。雑草・薬草の中にも、クセがなく適したものがあります。また、寄生虫の虫下しとして使われるカボチャの葉もクセがないので使えます。

私が毎日飲んでいる青汁には生命力が溢れています。大量の食物繊維に各種ビタミン、酵素、ミネラルをそのまま摂ることができる青汁は、古来より難病根治、体質改善の秘宝とも言われてきました。

薬物野菜の葉はビタミンを、根はミネラルを多く含みます。ビタミンやミネラルは体のさまざまな調整機能に関係し、酵素はその仲立ちをしています。

青汁のビタミン・ミネラルには、ベータカロチン（ビタミンA）、ビタミン$B_1$、$B_2$、ニコチン酸、ビタミンC、ビタミンE、ビタミンK、ビタミンD、Mg（マグネシウム）、K（カリウム）、Ca（カルシウム）などが含まれており、これらは成人病予防の有効な成分です。ビタミン$B_1$不足は脚気、またビタミンCが不足すると、鉄の吸収が円滑に行われなくなります。ビタミン$B_2$・C・Eには、動脈硬化を予防する作用があり、高血圧の予防には欠かせません。

ベータカロチンの抗酸化作用には、ガンを防ぐ働きがあることが知られています。アメリカの国立ガン研究所では、ガン予防として一日にベータカロチンを六ミリグラムを摂取するよう推奨しているほどです。

青汁の材料としては、ベータカロチンやビタミンCが豊富な青ジソ、ニンジン、セリ、ホウレンソウ、コマツナ、ダイコン葉、パセリ、キャベツ、広島菜などが、とくにお勧めです。

## 青汁で余分な活性酸素を取り除く

青汁には、活性酸素の発生を抑制するベータカロチン（ビタミンA）、ビタミンC、ビタミンEなどが豊富に含まれています。

私たちの体に細菌などの異物が侵入すると、血液中に存在する食細胞――免疫細胞であるマクロファージが、これを飲み込みます。飲み込まれた細胞は溶かされ、体外へ排出されます。この溶かす役目を果たしているのが、食細胞の中で作られる活性酸素です。

本来、活性酸素は体を防衛するうえで欠かせないものですが、運動のし過ぎによっても過剰に作られることになります。

放射線を浴びると大量に活性酸素が発生。体に必要な活性酸素が余分にできることによって、逆に体に悪さをすることになるのは皆さんもよくご存じでしょう。

余分な活性酸素は、食細胞の外にあふれ出て、体の正常な細胞を溶かしたり、刺激を加え遺伝子を傷つけてしまいます。その結果、ガン細胞を発生させることが明らかになっています。

また、活性酸素は、体の中でコレステロールや中性脂肪と結び付いて、過酸化脂質という老化を促進する物質を作ります。

この過酸化脂質が血管の壁に付着すると、動脈硬化が起こって、老化が進み、心筋梗塞や脳卒中、糖尿病、痴ほう症、白内障などの原因となります。

本来、活性酸素が余分に作られると、その働きを抑制する酵素が自動的に作られるようになっています。ところが四〇歳を過ぎるとその酵素を作る能力が極度に低下してしまいます。

そこで、過酸化脂質ができるのを抑制する作用があるベータカロチン（ビタミンA）、ビタミンC、ビタミンEなどの豊富な青汁を飲んで、そうした老化防止に歯止めをかけるようにするとよいわけです。毎日の青汁を習慣化すれば、頭の働きもクリアになり、女性にとっては、とくに最良の美容法となるでしょう。

## 若返るだけでなく長生きにも

青汁は白血球（リンパ球）の働きを高めることも知られています。

マウスに野菜汁の抽出液を注射し、白血球が作るＴＮＦ（腫瘍壊死因子）というガンを破壊するタンパク質がどれだけ増えたか、マウスの血液で調べた実験があります。

これによると、野菜汁二リットルで、インターフェロンなどの抗ガン剤と同程度の効果があることが明らかになりました。人間に応用すれば、摂取量は六ミリリットルの少量で効果が現れるそうです。

また、少食にしてカロリー制限をしながら、併せて青汁を飲むことによって、若返り遺伝子である「サーチュイン遺伝子」が活発に働き始めることもわかっています。「サーチュイン遺伝子」は飢餓状態になると目覚め、細胞中のミトコンドリアを活性化させてエネルギー効率を高めます。だいたい三〇パーセントのカロリー制限をすることによって、「サーチュイン遺伝子」は活動を始めるそうです。

アメリカの有名な科学雑誌『ネイチャー』に、マウスのエサを半分にすると、通常四二か月の寿命が六〇か月まで延びて、長生きになるという論文が出ていました。

さらに、人間にあてはめると、九〇歳ほどに相当する老マウスに七〇パーセントのカロリー制限をしたところ、ガンやいろいろな炎症に関する遺伝子が若返ったそうです。

遺伝子というのは年齢とともにオンがオフになったり、オフがオンになったり、変化していくのですが、カロリー制限によって、若返りのスイッチがオンになるということが、ここで解明されたわけです。

「サーチュイン遺伝子」がオンになると、体全体に働きかけて、一〇〇近くの老化要因を抑えることができるといいます。その結果、肌、血管、脳など、さまざまな器官が若く保たれ、活性酸素の発生を抑え、免疫力低下、動脈硬化、高血糖、認知症、骨粗しょう症、脱毛や白髪などの老化症状を防いで改善し、美肌や健康に絶大な効果をもたらします。

年齢を重ねながらも、外見も頭の働きも内臓機能の若さを保つことができるというのです。とくに病気がない方でも、少食と青汁をセットで試してみる価値は大いにあるのではないでしょうか。

私も今のまま、青汁一杯の生活を続けていたら、何歳まで生きられるのか、とても楽しみにしています。

仲のよいお友達の画家のはせくらみゆきさんも、私と同じようにこの数年、不食を続けている仲間ですが、彼女も私と同じ五〇歳には見えないほどの若々しさを保っています。二人で〝二〇〇歳シスターズ〟を目指そうなどと冗談を言い合っていますが、それを聞いて、私の治療院の弟子たちは、苦笑いをしています。

普段から青汁を飲み慣れていれば、たとえ将来、食糧危機が訪れるようなことになったとしても、青汁だけで生き延びることは、誰にとっても十分に可能だと思われます。私が将来に対して、何の恐れも不安もないのは、現に今も青汁だけで生きていられるから、というところが大きいですね。

## 驚くべき腸内細菌の秘密

断食や少食を続けているにもかかわらず、病気が治り、体重が増えてくる。体重の増減を折れ線グラフに表したときのU字カーブを「甲田カーブ」と呼ぶことは、先にもお話ししました。現代の栄養学や医学では、とうてい説明することができない、そうした不思議な現象が、甲田療法によって数々もたらされているのです。

断食や少食に体が慣れていくうちに、体内のさまざまな働きが、それに合ったシステムに変化していくわけですが、何とも不可思議な、この「少食のメカニズム」を解明しようと、これまで何人もの医学博士や研究者の方たちが、私の体を科学的に調べてくださいました。

「森さんの腸の中は、まるで牛のお腹のようだ」

腸内細菌の研究を始めて三〇年あまり、長年、人や動物の腸内細菌の様子を研究されてきた理化学研究所のバイオリソースセンター微生物材料開発室室長の辨野義己《べんのよしみ》先生は、私の腸内細菌は、草食動物に近い細菌構成になっており、人間離れしていると言って、たいへん驚かれました。

人間の場合は、通常、五〇〇種類、一〇〇兆個の菌が、腸内に生息すると言われていますが、私の腸の中には、ビフィズス菌など、非常に有用な腸内細菌が、普通の食事を摂っている人の何倍もあり、善玉菌と悪玉菌の比率の違いも大きいということでした。また、通常の人には、ほとんど存在しない細菌や特殊な働きをする菌が、何倍も棲息しているそうです。

例えば、その一つが「クロストリジウム」という嫌気性菌で、食物繊維を分解してタンパク質の原料のアミノ酸を作りだすと言われているものです。

通常では、この比率は全体の菌の約〇・一％なのに対して、私はその一〇〇倍近い九・八％もあったそうです。

他にも「ユーバクテリウム」という植物を分解する菌などもあり、ともかくそうした有用な菌類が、通常の人の約三〇％に対して、六〇％もみられたということです。

牛は草だけを食べてあんなに大きな体になり、さらに雌は、タンパク質や脂肪の豊富な牛乳までたっぷり出すことができるわけですが、それは牛の消化管に棲む細菌の力によって草の繊維を分解、牛乳の材料になるタンパク質や脂肪を作りだしているからです。

牛には腸だけでなく、反芻《はんすう》をするための胃にも細菌が棲んでいますが、まさか私のお腹の中では反芻は行われていないものの、牛並みに、そうした細菌が多く含まれていることは確かなようです。

食物繊維が豊富な寒天やコンニャク、ワカメ、葉菜類などは、普通は人間の持つ消化酵素や腸では消化されないものです。その分、エネルギーにならないので、ダイエットに役立つ、ヘルシーフードと言われますが、私の場合は、普通の人が消化できない、そうした食物繊維が豊富な葉菜や青汁を、牛並みの腸内細菌によって栄養源としているのでしょう。

## アンモニアからアミノ酸を作る私の体

辨野先生の説明によると、前出の「クロストリジウム」「ユーバクテリウム」などの細菌は、「食物繊維を分解して、タンパク質を作る」働きをしているということですが、働きはそれだけではありません。これらの細菌は、食物繊維を分解してエサにしながら、腸内にある「アンモニア」からも、アミノ酸を作り出しているそうです。

アンモニアは、体内でタンパク質が合成・分解された後に出る代謝産物、いわば毒性のある「カス」、老廃物といってよいものです。この有害物質は、体内では安全な「尿素」に変えて蓄えられ、その多くは尿として、一部は腸から排泄されます。

使用済みの「カス」とはいえ、このアンモニアには、実はタンパク質の材料になる窒素がかなりの量、含まれています。「クロストリジウム」「ユーバクテリウム」などの細菌は、この窒素を利用して、アミノ酸を作り出す「アンモニア利用細菌」でもあるそうです。

アンモニアが体内で無害化される際に産生される尿素を栄養源として、再利用するこれらの細菌は、本来、捨てるはずのものを、とことん利用する〝リサイクル細菌〟だというわけですね。

ちなみに、この検査をした二〇〇〇年当時、私の血液中の尿素窒素（BUN）は、正常値といわれる九～二一㎎／dℓよりも低い七㎎／dℓとなっていました。私の体内では、普通の人よりも、それだけ尿素のリサイクルが盛んに行われているということです。

「クロストリジウム」「ユーバクテリウム」などの細菌が、普通は消化できない繊維を消化したうえに、用済みのカスとして尿などによって排泄されるアンモニアからもタンパク質の材料を作っているとは、なんと私の体はエコにできているのでしょう！

こうした機能が、もともと自分の体に備わっていたのか、断食や生菜食を続けていく中で備わっていったのかはわかりません。最初のうちは、断食後に玄米菜食をいくら食べても、ほとんど体重が増えなかったのですから、体が断食・少食に慣れていくうちに、だんだん体が適応していったのだと考えられるのではないでしょうか。

辨野先生から、「牛並み」の腸内細菌の持ち主と言われた私ですが、実は、地球上には、私と同じように、アンモニア利用細菌が多い人たちが他にもいるそうです。南太平洋のオセアニア地域、パプアニューギニアの高地に住む人たちがそうで、イモ類など植物性食品中心の偏った食事でありながら、体格はよく頑強な肉体を持っています。これも長い歳月をかけて、かの地の食生活に、体が適応していったことによるのでしょう。

## 体の中で尿素を再利用⁉

辨野先生の調査より前の一九八九年、今から二〇年以上前のことになりますが、当時、大阪市立大学の助教授だった奥田豊子先生（現・帝塚山学院大学教授）が、「生菜食や少食実行者は、アンモニアからつくられる尿素を有効利用している」という身体データをまとめられています。

当時は、甲田先生がまだご存命中で、「甲田医院の生菜食実践者群」「少食実践群の学生」「腹いっぱい群の学生」の三群に分けて、尿素を口から投与、血中タンパク質への現れ方の違いをみるという実験をし、血中タンパク中に含まれるN15（尿素窒素の安定同位体）の数値によって、尿素が再利用されているかどうかをみました。

口から入れた尿素窒素は安定同位体（ステーブル・アイソトープ）と呼ばれるラベル（印）を付けて、実験で「口から投与したもの」と、そうでないものを識別することができます。

その結果、印のついた尿素窒素は「甲田医院の生菜食実践者群」が「腹いっぱい群」の約八倍も高いという結果が出ました。「腹いっぱい群」では、尿素の再利用は、ほとんどなく、排出された物質は、そのまま体内に停滞していました。

本来、体は尿素を利用できません。けれども、大腸内の尿素は、腸内細菌によって、アンモニアに分解されたり、アンモニアからアミノ酸に合成されたりします。

さらに人間は、そのアンモニアやアミノ酸を吸収し、肝臓内でタンパク質を合成することができるようになっています。

ところが、「腹いっぱい群」では、口から投与した印のついた尿素窒素の血中タンパク質中の窒素の値は高くありませんでした。

一方、生菜食者と同じ低タンパク質の食事を摂った「少食実践群」においては、摂取した尿素窒素の「印」が、次第に血中タンパク質に現れはじめ、尿素を投与後、八〇時間を過ぎても、一定の濃度を保っていたのです。

私を含む「生菜食群」も、「少食実践群」同様、尿素窒素は、より高い濃度が続きました。

つまり、普通食の「腹いっぱい群」では体の外に捨てられてしまう尿素を、生菜食群や少食群では再利用して、栄養源として使うことが、この研究データからも裏づけられたのです。

ともかく私の体の中では、一〇キログラムほどの筋肉を毎日二〇〇グラムずつ溶かしては分解、「排出されるアンモニア→尿素→アミノ酸→タンパク質→筋肉」といった、再利用をくり返していることになります。

奥田先生は、「森さんがなぜ食べなくても体重が減らず、二〇年も栄養不足にならず、元気で過ごしているのか、現代の栄養学では説明がつかない。エネルギー出納からみても、せめて一日に分解されるタンパク質の量二〇〇グラムは、食べたほうがいいのではないか。本来なら、タンパク質の出納だけをみても、筋肉が衰えないのはなぜなのか……」と見解を述べられていますが、今のところ、私のほうでは、食べる必要性はまったく感じていない状態です。

## 少食で飢餓遺伝子がオンになる

これも一三年前のことになりますが、二〇〇〇年、順天堂大学病院において、当時の健康スポーツ室副室長の佐藤裕之先生と、同病院の管理栄養士の篠宮真理先生によって、内臓や血液、栄養状態などの検査を受けました。

尿検査によって、普通の人にはほとんど出ていない「ケトン体」という物質がたくさん出ていることがわかりました。

ケトン体は、体内のエネルギー源である糖質が不足したり、なくなったりした場合、その代用として、脂肪酸やアミノ酸を燃やすことによって出る物質です。飢餓や糖尿病のときに体内に増加するもので、ブドウ糖が少なくなっても、ケトン体が多く分泌されることによって、空腹を感じなくなります。

一般的に「脳はブドウ糖以外のエネルギー源は使えない」とよく言われますが、ブドウ糖が不足・欠乏していても、ケトン体であるアセト酢酸や$\beta$-ヒドロキシ酪酸が、脳のエネルギー源として使われます。脳のためにブドウ糖を摂らなくてはならないという、これまでの栄養学の常識は、たんに思い込みに過ぎないものだったことがわかってているのです。

最近、糖質制限をしてダイエットをする、糖質制限食が話題になっていますが、糖質制限をすると、ケトン体が増えることから、ケトン体ダイエットとも言われます。

アセト酢酸、β－ヒドロキシ酪酸、アセトンなども、「ケトン体」と呼ばれますが、このケトン体が増え過ぎると、神経症状や昏睡などを起こす「ケトーシス」という症状を起こします。そのため、ケトン体ダイエットには、賛否両論が出ているのですが、私の場合、数値上は警戒すべき状態を指しているにもかかわらず、「ケトーシス」の自覚症状はなく、めまいや頭痛などの不調もありません。

そもそも、人類の長い歴史を遡れば、私たちの祖先は、つい五〇～六〇年前まで、ほとんどの期間、いわば飢餓状態かそれに近い状態に置かれていました。今のようにいつでもお腹いっぱい食べられるようになったのは、歴史的にみれば、まだほんのわずかな時間しか経っていないのですね。

いつも飽食している人は、血糖値を下げるためにせっせとインシュリンを分泌しなければなりませんが、血糖値を下げるホルモンは、このインシュリンだけ。なぜなら、私たちの先祖は、くり返しますが、いつもお腹が空いている状態が長く続いていました。そもそも血糖値を下げなければならない状況になることなど、飽食の時代になるまで、ついぞあり得なかったわけです。

それよりも、普通は飢餓に対する遺伝子が働いて、お腹が空いても、それを感じにくくするようなホルモンを分泌するメカニズムが優位に働いていたのです。

私の場合も、そうした飢餓遺伝子がオンになり、さらには脳波にも変化がみられたため、お腹が空いたとあまり思わなくなっているのかもしれません。脳波については後に詳述しますが、実は食欲と脳波というのは密接にリンクしています。

脳波には、必ず空腹時にあらわれる脳波と、空腹になってもあらわれない脳波のパターンがあります。すなわち脳波をコントロールすることができれば、食欲もコントロールできるようになると推察されるわけです。

## 基礎代謝量は同年代女性のマイナス四三パーセント

順天堂大学病院では、基礎代謝量についても検査をされました。

基礎代謝とは、安静にしているときでも内臓の活動などに使われる、生存を維持するために、最低限必要とされるエネルギーのことです。

基礎代謝量は、体格や年齢、環境条件などによっても異なりますが、成人女性ではおおむね一二〇〇キロカロリー、成人男性では一五〇〇キロカロリーとされています。

現代の栄養学では、これを下回るエネルギー量しか摂っていなければ、筋肉や骨が損なわれて、健康が維持されないとみなされます。

ところが、私の基礎代謝量は、同年代女性の平均値よりも四三パーセントも少ない、つまりたいへんな省エネ体質、言い換えれば、痩せにくく、太りやすい体質だということになります。

私が一日に摂取している青汁一杯の摂取カロリーは五〇〜六〇キロカロリーで、私の基礎代謝量は同年代女性のマイナス四三パーセントということですから、計算上では、私の体は、日一日とエネルギー源として使われて、なくなってしまってもおかしくないと考えられます。

けれども、こうして元気でいられるのは、基礎代謝量が少ないうえに、腸内細菌が変化するなど、ここまでに挙げたいくつかの体の変化が絡み合って、うまい具合に、体が維持されるようになっているからだと思われます。

これもずいぶん前のことになりますが、かつて甲田医院で生菜食を一年間、実行した五人の協力者を対象に、大阪府立大学の山口雄三教授（当時）が、基礎代謝量の変化を測定したことがあります。

このときは、私はまだ病状がよくない頃で、被験者には含まれていません。

その結果、生菜食を実行すると、基礎代謝量が、かなり下がることがわかりました。五人の平均で、四〇パーセントの低下が認められ、中には六〇パーセントも減少した劇的な例もありました。人間の適応力や可能性には、おどろくべきものがあると、あらためて思う次第です。

## 食べないほど免疫力が上がる！

免疫を高めるためには、いっぱい食べて、栄養をつけなければならない――。一般的には、そう考えられています。けれども少食にすると、かえって免疫力が高くなることが明らかになっています。

京都のルイ・パストゥール医学研究センターを設立した岸田綱太郎先生が、私と一緒に少食の生菜食を実行しているグループも併せて、体内で作られる免疫物質インターフェロンαの血中濃度を調べたことがあります。

インターフェロンαは、ウイルスやガンなどの腫瘍細胞に対する抑制作用が強いことで知られています。

普通の健康体の人では、その値は五〇〇〇単位で、糖尿病や肝炎になると三〇〇〇に、ガンやエイズでは一〇〇〇になります。生菜食によってガンが治ることがあるので、数年間、生菜食を続けている人を調べてみたところ、一番の人は二万一〇〇〇、二番は私で二万二七七。通常の人の四倍以上あることがわかりました。こうしたことから、難病が治ったのも不思議はないのかもしれません。

この検査では、私を含め生菜食のグループも皆、普通の食事を摂っている人の四倍も、インターフェロン$\alpha$の血中濃度が高いことが判明。食べないほど免疫力が上がる――という結果によって、現代の西洋医学や栄養学の常識を大きく覆すことになりました。

実際、少食や断食で、ガンや難病が治るケースもあるわけですから、少食・断食による免疫力向上の因果関係については、もっと広く世間の人々にも知ってもらえたらと思っています。

免疫学の権威として知られる新潟大学大学院教授の安保《あぼ》徹《とおる》先生は、大食や過食を続けると、免疫力が落ちやすいと述べています。

これは、免疫のしくみで重要な役目をする免疫細胞の一つで、病原体などの異物を食作用で処理するマクロファージと呼ばれる免疫細胞の働きが、大食いや過食によって栄養処理のほうに多く費やされてしまい、病原体などの異物処理まで手がまわらなくなるためです。

逆にいうと、少食にすると、免疫力が確保されやすいということになります。

安保先生は、マウスを使った動物実験で、タンパク質のエサを減らせば減らすほど、ガンやマラリアに対する免疫力がアップするという実験データを発表しています。

ここでも、栄養補給を断ったほうが、免疫力がアップするという現代の西洋医学・栄養学の常識に反する結果が出ています。

## タンパク質を摂らなくても貧血がない

前出の奥田豊子先生は、甲田先生の存命中から二〇年以上にわたって、甲田医院の患者さんの、生菜食・少食実行者における栄養摂取状況や、身体データの追跡調査をされていました。

二〇〇七年の九～一〇月に行った食事調査をここに紹介します。

被験者は、男女合わせて三二名、生菜食でない、通常の食事を摂っている非菜食者、生菜食をしている菜食者の両者が含まれています。各自の摂取エネルギーは、甲田先生の処方によるので、人によって異なります。

私個人の栄養摂取状況は、次ページの表の通りです。

これは日本人の食事摂取基準と、実際に私が摂っている栄養素の量を比較したものです。基準に対して、どれくらい摂れているかという充足率を、いちばん右の列に記しました。

これによると、もっとも充足している栄養素はビタミンCで五九パーセント、次いでカリウムの四四パーセント、食塩の三八パーセントで、鉄二九パーセント、銅・ビタミンA（レチノール当量）各二四パーセント、カルシウム二二パーセントと続きます。基準量に照らすと、多くて四〇～六〇パーセントといったところですが、それでも、ビタミン、カリウムなど、いずれも青汁で摂れるこれらの栄養素は、比較的、充足率が高くなっています。

少ないほうの筆頭が炭水化物（糖質）と脂質で、これは検出不可、ビタミン$B_2$は〇・四パーセント、エネルギーは一パーセント、タンパク質は三パーセントでした。つまり、いわゆる三大栄養素とエネルギーは、ほとんどゼロ、ほかの栄養素も、普通の人の平均摂取量の半分強でしかありません。

私以外の菜食者の平均値をみても、やはり三大栄養素の摂取が少なく、普通の人の

## 私の栄養摂取量

| 栄養素 | 単位 | 基準量 | 摂取量 | 充足率（%） |
|---|---|---|---|---|
| 02. エネルギー | kcal | 1950 | 17 | 1 |
| 04. タンパク質 | g | 45.0 | 1.3 | 3 |
| 05. 脂質 | g | (20%から25%) | 0.2 | ― |
| 06. 炭水化物 | g | (50%以上70%未満) | 4.4 | ― |
| 09. カリウム | mg | 1600 | 708 | 44 |
| 10. カルシウム | mg | 600 | 130 | 22 |
| 11. マグネシウム | mg | 280 | 39 | 14 |
| 12. リン | mg | 900 | 59 | 7 |
| 13. 鉄 | mg | 10.5 | 3.1 | 29 |
| 15. 銅 | mg | 0.70 | 0.17 | 24 |
| 22. レチノール当量 | μg | 600 | 144 | 24 |
| 30. ビタミン$B_1$ | mg | 1.10 | 0.06 | 6 |
| 31. ビタミン$B_2$ | mg | 100 | 0.41 | 0.4 |
| 37. ビタミンC | mg | 100 | 59 | 59 |
| 44. 食物繊維 | g | 20.0 | 1.9 | 10 |
| 45. 食塩 | g | 8.0 | 3.0 | 38 |

タンパク質摂取量とアルブミンとの関連性

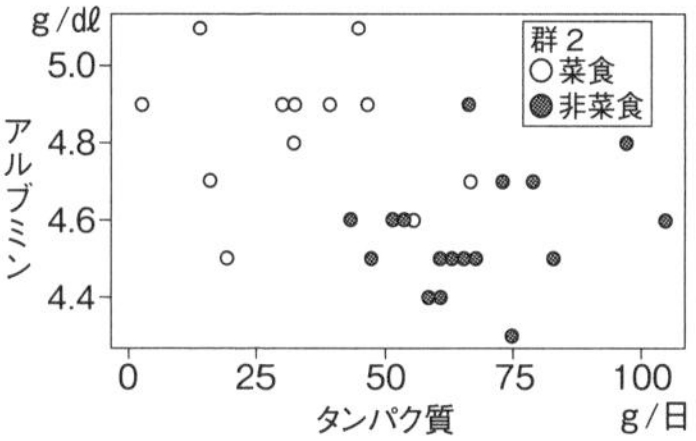


エネルギー摂取量と握力との関連性

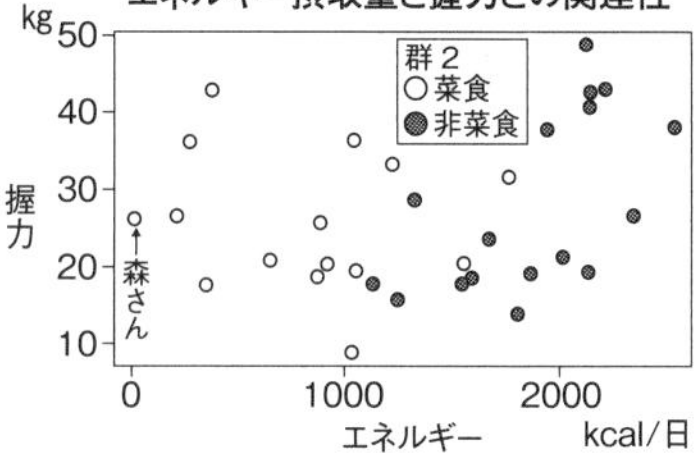


鉄摂取量とヘモグロビンとの関連性

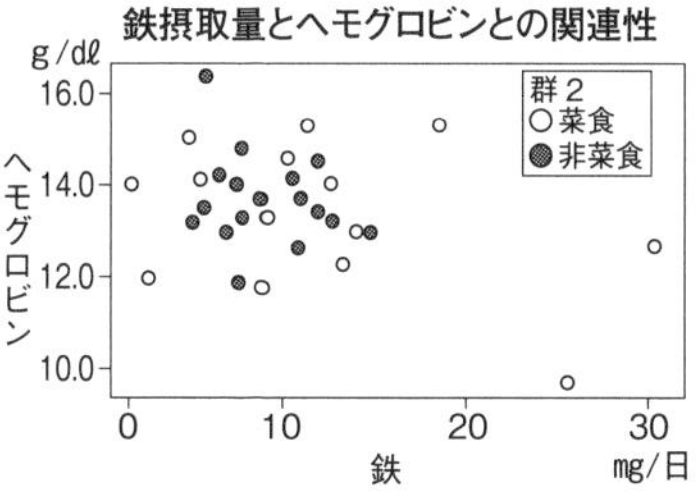


カルシウム摂取量と同年齢骨評価との関連性

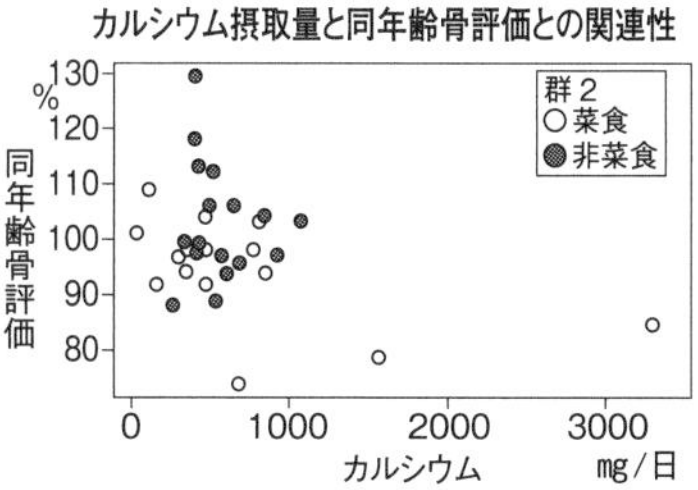


（大阪教育大学 奥田豊子教授提供）

三分の一程度でした。

骨量や血中ヘモグロビン濃度、血中アルブミンについても測定、被験者の各結果を、それぞれ、エネルギー、カルシウム、鉄、タンパク質の摂取利用と組み合わせて示したのが、前ページの下の四つのグラフです。

この結果からも、おどろくべきことがわかりました。私の握力は、女性の中では強いほうで、骨量はこのグラフからはわかりませんが、同年代の女性よりもやや多くなっていたのです。

ヘモグロビン（血色素）は、酸素の運搬役をしている成分で赤血球の中にあります。これが少な過ぎると貧血になり、めまいや立ちくらみ、動悸・息切れ、疲労など、さまざまな症状が出ます。

血中アルブミンは、血液中にあって、細胞の働きを助けているタンパク質です。その濃度は、タンパク質の摂取量が十分かどうかの指標とされます。一般的にはタンパク質の不足が長く続くと、血中アルブミン濃度は低下します。それが菜食で、タンパク質をほとんど摂取していない、ここでの被験者全員が、アルブミン濃度が基準値の範囲にあったのです。これには奥田先生も、説明がつかないと驚かれていました。

「普通はアルブミンは、肝臓で合成されるタンパク質ですが、いったい皆さんは何を材料としているのでしょうか。タンパク質の体内でのリサイクルが、非常に優れているということなのでしょうか。また、超少食のこれらの方たちには、エネルギー、タンパク質、鉄の摂取量が非常に少ないのに、貧血の方もおられない。これはほんとうに不思議です」

## 断食によって変化した遺伝子

実は私は、自分自身の体験から、断食によって遺伝子も変化するのではないかと想像しています。

最初に甲田医院に入院した当初は、生菜食によって、私の体調はさらに悪化。胃腸が弱く、冷え性で、東洋医学でいうところの陰性体質だった私は、生菜食を消化吸収することができなくて、体重がほとんど増えなかったという話は、先にも述べた通りです。

ところが、何度も断食をくり返しているあいだに、生菜食に適した体になっていったのでしょう。じわじわと私の体重は増えはじめました。

奥田豊子先生が私の遺伝子検査をしたところ、肥満遺伝子であるところのβ－3アドレナリン受容体遺伝子が変異していることがわかりました。これはアメリカの先住民ピマ・インディアンの持つ遺伝子と同じものだということです。

ピマ・インディアンは、もともとアメリカ大陸の先住民で、少食で、粗食に耐える民族でした。現在は、アメリカとメキシコの両方に居住していますが、高カロリーのアメリカ食に馴染んでしまったアメリカ在住の人たちは、一〇人中九人までが、糖尿病か肥満になってしまったということです。

少食によって、かえって痩せにくく、太りやすい体質に変わってしまった私も、ピマ・インディアンと同じ遺伝子を持っているということであれば、逆にいうと、普通の人と同じ食事を摂れば、たちまち肥満になる可能性も高いということでしょう。

また、この遺伝子検査の中では、現代医学で遺伝子病の典型とされる筋ジストロフィーの患者さんに見られるＣＰＫ（クレアチンフォスキナーゼ）の値が、一時期、私の数値もかなり下がっていました（いまは正常値に戻っています）。ＣＰＫとは、心筋や骨格筋、横紋筋の中にある酵素で、これが遺伝子変異によって、溶け出すと血液中にＣＰＫが流出します。

現代医学においては、こうした遺伝子病は〝先祖から引き継いだ潜める遺伝子によるものとされる病気〟ですが、断食や生菜食をすることによって、発病遺伝子のスイッチがオフに切り替わって進行しなくなることがあるのです。

だから、私の病気も進行が止まり、脊髄や小脳が縮小しなくなったのでしょう。けれども油断は禁物。少食を止めて、普通の食事に戻してしまうと、ふたたびこのスイッチがオンになってしまうからです。

こうした検査は今も続けられています。その一つが現在、東大で行われているもので、これは、三〇例ほどのヒトゲノムのサンプルを採取して、生菜食をする前後の腸内細菌の遺伝子を比較検査、生菜食や断食が遺伝子に与える影響のエビデンスを採っています。

腸内細菌の遺伝子は、指紋や顔のように個人差がありますが、生菜食によって、上記のような均一的な変化がみられるとしたら、病気を起こす遺伝子の変化も確認できるかもしれません。

こうしてみていくと、もともと人間の体には、なくてもいい無駄なもの、不要なものはほとんどないということが言えるのでしょう。

# 第4章

# 食事を替えて病気を治す
## ——森鍼灸院での治療法

## 悪い食事が現代の病を作る

森治療院にやって来る患者さんは、子どもさんから、若い人では一〇～二〇代、いちばん多いのは六〇代の方々です。腰痛や肩こりといった方よりも、ガンやパーキンソン、私と同じ脊髄小脳変性症などの神経難病、または鬱など、難しい病気の方が全国から男女を問わず訪れます。

これまでたくさんの患者さんを診てきて思うのは、まず、皆さん、仕事のし過ぎ、食べ過ぎなど、病気になる方は何でも過剰にやり過ぎてしまう傾向が見られます。

もちろん、食べ物の影響もとても大きいでしょう。乳ガンや子宮筋腫など、欧米化した食生活との関連が深い病気だと思いますし、また、子どものアトピーなどが増えているのも、離乳食を始めるのが早過ぎるなど、幼少時からの食生活に問題があると私は感じています。

第一に、早くから離乳食を与えると、赤ちゃんのまだ弱い腸が傷ついて荒れがひどくなってしまったところに、アレルゲンがいっぱい入りこんでしまうでしょう。もっと授乳期間を長めにして、離乳食はゆっくり焦らずに進めていけば、アトピーの子どももだいぶ減ると思われます。

また、出産のときにも、今は赤ちゃんのカニババ（生後、初めて出る胎便のこと。胎児が母体の中で飲み込んだ羊水や、皮膚の剥がれた細胞、胎脂などの老廃物など）が出る前に、すぐに人工のミルクを上げてしまいますが、これは赤ちゃんの胎毒の排出を妨げることになります。生まれた初日には、お母さんの初乳もスプーン一杯分くらいしか出ないようになっています。人生の初めに軽く断食をするように自然の法則はなっているのです。そこへ人工のミルクを哺乳瓶でガーッと与えてしまうようなことは止めたほうがいいでしょう。

不妊も増えていますが、これは女性の側だけに問題があるわけではないでしょう。男性の体も相当悪くなっています。まず精子の数が減っている、動きが悪い、奇形も増えているなど、これらは皆、添加物や化学調味料を使ったコンビニ食やジャンクフードをたくさん食べてきた、男性の悪しき食習慣が遠からずの原因となっていると思われます。

## 風邪は少食と安静で治す

子どもの病気に関していえば、予防接種のワクチンを打つことによる弊害もあります。かつては子どものときに、三九～四〇度くらいの熱が出る病気を三～四回することによって、免疫が正常に働くように成長することができました。だから、お医者さんも、喘息やアトピーの子どもに対しても、以前なら小学校に上がる頃には治りますよ、と言ったものです。それが今は少しでも熱が出たら、すぐに注射や薬で熱を下げてしまう。だから、いくつになっても免疫のバランスが調《ととの》わないのです。

リュウマチや潰瘍性大腸炎、膠原《こうげん》病など、大人にも免疫の病気が増えています。こうした病気は、自己と非自己の区別がつかない免疫の狂いによるもの。誤って自分を攻撃してしまうことによって起こります。それが自己免疫疾患と言われる病気です。

人間の体は、熱が上がればインターフェロンやマクロファージ、白血球などが、病原菌やウイルスを叩こうと活発化、働きを強めるようになっています。そこへ、熱が出きってしまう前に薬で下げてしまうから、免疫の暴走が起きるわけです。

私なら、インフルエンザや高熱が出る病気に罹《かか》っても、すぐには熱を下げないで、一日、二日は足湯やカラシ湿布などで、自力で下がるように我慢して過ごします。患者さんには、薬を使うなら、三日目くらいからにするようにと言いますね。

そうすると、熱が高いあいだに免疫が活発になって、ガンにも罹りにくい体質になる。そもそもガンの人は低体温の傾向があるので、熱は出したほうがいいのです。子どもでも四〇度を超えなければ大丈夫です。

仕事が忙しいといって、薬を服用しながら仕事を休まない人も多いですが、ウイルスをまき散らしながら会社へ行くくらいなら、熱が出たときには、家で足湯をして汗が出るまで熱を出し切り、安静に寝て過ごしましょう。遠回りのように見えても、結局は、そのほうが体のためにはいいのはもちろん、早く治ります。もちろんそうしたときの食事はおかゆと梅干しの少食にします。

昔の人は、そうやって風邪くらいなら、病院へなどかからなかった。自然界の動物も、ケガしたり具合が悪いときには、食べないでじっとうずくまっているでしょう。

少食にして安静に寝ていれば、たいがいは快方に向かうものなのです。

## 甘いものや果物、コーヒー、アルコールはご法度

新規の患者さんには、甲田療法の中から、その人のできそうなことを選んで、メニューを組むこともあります。でも、最初から、無理強いはしません。

とくに精神的な病の人には、断食や生菜食をこちらから勧めることはしません。

それでもとくにご自分のほうから何かやりたいと言われたときには、甘いものはやめたほうがいいということだけは強く言います。甘いものを食べると血糖値の変動が不安定になって、急に走りだしたくなったり、自殺衝動に駆られたり、精神状態が血糖値に左右されるので、ともかく甘いものを止めることが、食習慣を変える第一関門になります。

他の患者さんの場合も、その方がどれくらいできるかによりますが、私の治療院では、例えば耳鳴りがするという人には背腹運動や青汁を、まだ体力がある人には裸療

法を勧めたりします。

患者さんのほうから、他に何か？ と訊かれたら、スイマグ、青汁、甘いものを止めるなど、その人に合ったものを小出しにしていきます。子どもの患者さんで、お母さんから何か訊かれた場合も、できる範囲の中からメニューを組み立てていきます。


もちろん体を診て、その人に悪い習慣があれば、例えば、甘いものと果物、コーヒー、お酒を止めるようになど、食生活を改めるようにアドバイスします。

触診をして、膝を触って反応があれば、それは甘いものやお酒の飲み過ぎの現れ。

私が患者さんに何か訊く前から、「甘いものと果物、コーヒーは止めてね」と図星のことを言うので、「先生、どうしてわかるんですか⁉」と、びっくりされることはしょっちゅうです。甘いものを大食している人には、「果物と甘いものはお正月とお盆だけ、毎日はダメ！」と厳しく言いわたします。

お腹を触れば胃や食道が荒れていることもわかります。

「寝る前に食べてすぐ寝ると、食べ物が食道から逆流して、胃腸で正常な処理ができなくなるからダメよ。お粥より柔らかい玄米クリーム食がいいよ」など、触診で得た情報をもとに患者さんに伝えていきます。

コーヒー好きな人も多いですが、コーヒーの産地は主に南半球の国々。日本人の私たちにとっては、陰性の飲み物であるコーヒーは体を冷やすので、よくありません。コーヒーを飲むと頭がスッキリするという人もいますが、生まれた土地のものを口にするのが体には合っているという身土不二《しんどふじ》の考えから言っても、私は国産のお茶、ノンカフェインでビタミン豊富な柿の葉を乾燥させた柿の葉茶を勧めます。

女性でもコーヒー好きな人は、生理不順やおりものの量が多いなどの傾向が見られます。コーヒーを止めたら、おりものも不正出血もスッキリなくなったという例は少なくないですね。陰性の飲み物で、お腹を冷やすコーヒーは控えましょう。

通常、胃は弱酸性くらいの状態にあるのがちょうどいいわけですが、食後には、食べ物を消化するために通常より強い酸性の胃液がたくさん分泌されます。そこへコーヒーなどのアルカリ性の飲み物を飲むと、かえって消化を妨げてしまうことになります。その点、私が勧めている柿の葉茶は弱酸性で、胃が食べ物を消化する働きを邪魔することがなく、体も冷やしません。

また、アルコールも基本的に勧められません。高カロリーのうえ、アルコールを分解するために、肝臓や腎臓を余計に働かせることになってしまうからです。

ワインは健康にいいと言われますが、そもそもブドウは体を冷やす陰性の果物。だから、ワインを飲むと、陽性のお肉が食べたくなるでしょう。米や野菜、根菜類を食べている分には、肉は欲しくなりませんが、ワインを飲んだり、甘いお菓子などを食べたりすると、食べ合わせによって肉が食べたくなってしまいます。これは極陰と極陽が引き合ってしまうためです。

## 食事療法にプラス運動療法も

こうした食事療法の他にも、甲田療法の中から、患者さんに合った運動療法を勧めることもあります。

その一つに、合掌合蹠《がっせき》運動があります。

これは、骨盤のゆがみを整えて子宮の位置を正すので、生理痛などが簡単に治ります。他に頭痛や腹痛にも有効です。

また、四〇分合掌行を行うと、オーラが見えるようになったり、霊感が開いたりする人もいます。これについては、後に詳述しますが、私の場合も高校生のときに、甲田先生の合宿で、四〇分合掌行を行ってから相手の人を手で触ると、その人の悪いところがわかるようになりました。誰でも一生に一回行えば、ヒーラーになれる法だと言われています。


不眠を訴える人には、裸療法を勧めます。

体の表面を覆っている皮膚は、酸素と二酸化炭素を交換したり、内臓と同じようにいろいろな働きをしたりしている重要なパーツ。体の皮膚の表面が三分の一火傷を負うといのちが危ぶまれるほどで、皮膚全体を一つの大きな臓器と考えます。

ツボなど、たくさんいろいろなセンサーが集まっている皮膚の新陳代謝を活発にする裸療法を行うと、呼吸が楽になってよく眠れるようになります。

また、ガンは酸素が嫌いですから、裸になって一酸化炭素を出して、酸素をたくさん体内に取り込む裸療法は、ガンにも有効です。肝臓をはじめ、胃や腸も働きがよくなるので、頭と筋肉のほうは休まって、よく眠れるようになります。

鬱で眠れないという患者さんには、布団の上で「眠れない、眠れない」と唸っているくらいなら、「脱いで、着て」というのをくり返す裸療法を、体を横にしながら、三回もくり返しているうちに眠くなるよ、と勧めています。


カラシ湿布（52ページ）については前述しましたが、私がマイコプラズマ肺炎に感染したときに、抗生物質を飲むことによって、私の腸内細菌のバランスが崩れてしまうのを心配した甲田先生に勧められたものです。

カラシ湿布は一〇〜一五分やって四〇分休み、一〇〜一五分やって四〇分休みとくり返します。胸に置いてけっこうひりひりして痛いのですが、おかげで私の肺炎も、抗生物質なしで治すことができました。

ちょっとした風邪や喘息、結核などにはカラシ湿布を、またケガやガンなどにはサトイモ、小麦粉、塩、ショウガで作るイモ湿布をします。捻挫や打ち身に効くほか、ガンをはじめ、体の中の悪いものがブツブツになって出てきたり、縮小したりすることもあります。

**イモ湿布の作り方**／（材料はサトイモ一〇〇グラム、小麦粉一〇〇グラム、土ショウガ二〇グラム、焼き塩二〇グラム）

①サトイモは、少し火にあぶって焼いてから皮を剥《む》き、おろし器ですりおろす。

②土ショウガも皮を剥いて、おろし器ですりおろす。

③①のサトイモに土ショウガ、小麦粉、焼き塩を混ぜる（水は加えない）。

④よくこねて、均一の泥状になったものを湿布薬として使う。

これを四〜五時間患部に貼り、乾いたら交換する。ガンの場合は乾かないので、泥状のまま一定の時間で交換する。ビニール袋に入れて、冷蔵庫で長期保存可。

## どんな療法もまずは少食ありき

今年（二〇一三年）で、自分の鍼灸院を開業して二一年目になります。患者さんの中には、お医者さんにかかりながら、当院にくる方もいます。そうした中には、少食や体操をするのに抵抗がある方もいて、当院に来て初めて、「生きるって大変なことなんだなぁ」と思われるようです。「そこまでしないと生きられないのですか?」と訊かれるので、「そこまでしなくちゃ、生きられないんですよ」と応えます。

西洋医学で治らない患者さんが、代替医療として東洋医学で治してもらおうと考えて、当院を訪れるケースも少なくありません。

でも、西洋医学が東洋医学に替わっただけではダメなんですね。

大事なことは、〝自分が治す〟という方向で病気と向き合っていく姿勢です。そうでなければ、漢方に一か月一〇万円も払うことになったり、結局はお金がかかるだけ、ということにもなりかねません。

漢方や鍼、マッサージ、整体など、いろいろな療法がありますが、何でもお任せで治してもらおうという受け身でいるうちは、なかなか治りません。それプラス、自分でも少食や運動療法を実行していくことで、快方に向かっていくのです。

痩せている人のほうが太っている人よりも薬が効きやすかったり、漢方も、少食にしてから効きだすということもあります。少食にしていると、いろいろな療法の効果が出やすくなるのは、そのほうが体のあらゆるセンサーが敏感になるからです。

どんな療法を取り入れるにしても、ベースに少食を加えていくようにしましょう。

## グチや悪口は言わない

患者さんの中には、私に悩み事やグチを聞いてもらいたい人もいます。でも私は、悩み相談のカウンセリングのようなことはしていません。

治療しながら、グチや悪口をいっぱい聞くことになると、それは私だけでなく、他の患者さんの耳にも聞こえてしまいますし、第一それを言っている本人も、もう一回、そのときの感情をリピートすることになってしまって、いいことはないのです。

嫁姑の話や夫婦喧嘩の話を、ああ言われた、こう言われたとこぼしながら、治療室でおいおい泣かれても困ってしまいます。

起こった出来事を、後からああだこうだと言葉にしてリピートすると、そこでもう一回、そのときの怒りや悲しみを膨れ上がらせ、再現してしまうことになります。そうしたネガティブな感情を再燃させてしまうのは、体にもよくありません。

だから私は、患者さんが何かそうしたことを言い始めても、あえて聞かないようにしています。「あぁ、ここで言ってもムダだな」と思われるように仕向けているのです。

泣きだす人には、泣くとせっかく入れた気が減るから、泣くのを止めて！　と言います。厳しいようですが、**いやなことを思い出して、そのときの感情を蒸し返してもいいことは一つもない**と思うのです。

## 病気は神様からのメッセージ

貧乏な人もお金持ちの人も少食になって、みんなが健康になれるようにと願いながら、いつも治療をしています。でも、先にも言ったように、治療院へ来るばっかりで頼り切って、自分が何も変わらなかったらダメなんですね。

人は難病になると、何で私が!?　とまるで災難に遭ったように思います。何も悪いことはしていないのに、他の人と同じことをしているだけなのに、どうして!?　と。

確かに人間は平等に扱われなければいけない存在です。けれども、生まれながらにして持った肉体は平等ではない、みんな違って当たり前で、もともと不平等なものなのです。

頭の良い、悪い、顔の造形、内臓の働きなど、同じような生活をしていても、それぞれ影響の現れ方は異なります。

弱点を克服し、それを強みにして生活していくためにも、病気は、どんな食べ物をどれくらい食べたらよいか、自分に合った食生活を知るいい機会、いいきっかけになります。

それは、心と体をあらためて振り返ってみるための、生きる意味を問い直す、神様からの贈り物だとも言えます。

その贈り物は、天から与えられた人生の宿題でもあり、その人自身が成長できるように、天が、肉体と顕在意識に気づきを与えるものとして現したものです。

人任せにしたり、他の人を頼ってばかりいては、また次の宿題がやってきてしまいます。軽い病気のときに、その宿題をいい加減にスルーしていたら、次にはもっと大きな病気がやって来ます。

病気を治すためには、自分でもいろいろ努力をしなければ、よくなることはありません。**与えられた宿題は、真っ向から対決して解いていかなければならない**のです。

だから、それを私が勝手に先回りして解いてあげるわけにはいきません。私は、その病気が発しているメッセージを患者さんに伝えつつ、ちょっと手助けはしますが、あとは自分で解いてもらう――という方向で治療をしています。

イエス様もお釈迦様も、会う人ごとに、次々と癒すようなことはされませんでした。サイババもむやみに人を癒されなかった。西勝造先生も甲田先生に――お二人とも目には見えないヒーリング能力をお持ちでしたが、たとえ超能力で診察することができたとしても、その力を使って治療しないようにと、注意されていたとのこと。ヒーラーが、患者さんの宿題をおせっかいして、先走って解いてはいけないのです。病気が治るかどうか、最終的には、その患者さん本人の「治そう」という決意の強さが、非常に大きく作用します。

皆さんのストーリーは、神様からのメッセージの中に隠れています。神様からのメッセージが込められた宿題を解くのは自分自身――患者さんには、そうした気持ちを持って、健康になっていってほしいと思っています。

## 魂が成長する方法を選ぶ

人生において、何か困ったことを抱えているなら、それがその人のテーマです。どういう方法で解いていくのか、それはあくまでその人の領分になります。

自分の好きな方法で解いていければいいわけですが、なるべくなら自分が成長していく方法を選ぶのがいいでしょう。

言い換えると、魂が清らかになる方向を目指していけばよいのです。自分が成長していける方法で、自分自身の喜びにもつながるような道を選んでいくのがいい。そのとき大事なことは、途中で投げ出さない、長いあいだ付き合っていくのだという強い気持ちを持つことです。

同じ病気になっても、すぐに薬に頼ったり、手術という手段をとったりするのは、結局はすべてお医者さんにお任せ、ということになってしまいがちです。ほんとうの意味で、自分自身が変わるということにはなりにくい。

苦労を厭《いと》わず、自分の魂が成長できるような方向で、病気を治していきましょう。

## 体の痛みは悪い習慣のサイン

誰でも、体に痛いところがあれば、何としても治したいと思われるでしょう？　放っておこうと思う人はいませんよね。痛みは強烈なインパクトがあるから、何とか痛みを止めてほしい。たいがいの人は、そう思って、お医者さんへ駆け込みます。

でも、医者に掛かる前に、これは〝体の声〟なんだなぁと気づく人はとても少ないですね。痛みは、体がいままでの悪い習慣を止めて！　と叫んでいる強烈なサイン。体に痛みが出たら、今までしてきたことや生活習慣、食生活を反省しなければならないのだと受けとめましょう。

外科的なケガ以外の体の痛みは、その原因を作った自分の生活習慣に必ず問題があります。食べ物が悪かったのか、食べ方が悪かったのか、あるいは姿勢が悪かったのか、それとも心の使い方が間違っていたのか。自分を偽って、我慢し過ぎていたことはなかっただろうか。こんなに痛みが出るようになるまで、自分は何をしてきたのだろう……。そうわが身を振り返ってみるチャンスとも言えるでしょう。

当面の痛みや症状を消すだけでお茶をにごすことのないように。神様からのメッセージを見逃すことのないようにしましょう。痛みや病気は、新たに自分を変えていく、再生することができるいい機会になるのですから。

治療院へ来る患者さんには、鍼を打つだけでなく、ケースに応じて少食や運動療法の宿題を私が出すこともあります。中には、その宿題をやりながら、大きな学びを得ていく患者さんもいらっしゃいます。

## 青汁生活は魂を磨くための宿題

私の場合も、難病になって、断食、生菜食の少食、青汁……という生活を経験することが、自分を磨くための宿題だったのだと、今では思っています。

人生において、どんな宿題が神様から与えられるかは、人それぞれ異なります。けれども、どんな人も、必ず何かしらの宿題が与えられるということでは共通しています。一生、何もなく、幸せのまま終わるということはあり得ません。

いつまでも成長がなく、変わりそうもないということになれば、何かが起こります。逆にいうと、何かが起こらないと、自分が変わるチャンスも、そうそう巡ってこないでしょう。何かことが起こって、はじめて自分が変われるわけです。

だから、ある意味、**ピンチはチャンスと捉えることもできます。**

**人生で、何か困ったことが起こったら、それこそがあなたのテーマ。**あなたの宿題だと思い定めて、しっかり取り組んでいきましょう。

私の場合は、**難病を生菜食・断食によって克服していく中で、自分を磨いていくチャンスを与えられた、**そのように導かれたのだと思っています。

病気になったおかげで私は、自分が今こうして生きているのがとてもありがたいことだと、心の底から思えるようになりました。自分のまわりのすべてのものに感謝ができるようになったのです。また、病気になったからこそ、今の天職ともいえる鍼灸師の仕事をするように導かれたのだろうとも。

甲田先生を始め、たくさんの素晴らしい方たちに巡り合い、映画に撮っていただいたり、本を出したり、大勢の人の前で、お話しをする機会を与えられるようにもなりました。そうした中で、今まで気づかなかったことにたくさん気づかせてもらえた。

今では病気にありがとうと言いたい気持ちでいっぱいです。

ともかく、病気が治るまでには、相当の努力を要しますが、自分の宿題を解くためには、一生懸命、汗しながら、心身を磨いていきましょう。

自分は何もせずに楽をして、すべてを他人任せにしていたら、宿題を解いたことにはなりません。仮に宿題を怠けたまま天国に帰ることになれば、「あなた、今生《こんじょう》では、何をやっていたの？　やり直しっ!!」と、神様から言われてしまうことになるかもしれませんからね。

## 少食で五感を磨く

**自分の魂の成長の計画は、生まれる際に、自分で立ててきていると言われています。**

人は皆、魂の状態で考えると、一つひとつは個ではあっても、最終的にはみんな一つ。お互いがお互いのためにある——といった集合意識のほうへ向かっていきたいという願いを持った存在です。最終的にはすべては一つ、〝ワンネス〟になることを目指している。本来、自分の中の光――つまり魂は、完全なる神のもとへ帰ることを求めているのだと私は感じています。

それだけに、今生では、このいのちのある限り、どれだけ自分の魂を磨けるか――ということが大きなテーマになっているわけです。この世でいのちある限りは、一にも成長、二にも成長、ともかく成長していくことが、究極の目的になっています。

そのためにも、体の持っている感覚――見る、聞く、感じる、考える……といった、生きているときにしか味わえない、この肉体があることの実感を、充分に味わえる体に整えておくことが大切です。

生きている実感をしっかりと得られるよう、感覚を研ぎ澄ますためにも、食事を律して少食にすることが、たいへん役立ちます。

いつもたくさん食べ過ぎていたら、どんなご馳走を食べても感激が薄れ、感謝もなければ、おいしくいただくこともできなくなってしまうでしょう。

薄味の玄米菜食などでは到底、満足できなくなります。どんどん味の濃い、刺激の強いものが欲しくなって、コショウや唐辛子、タバスコなど、強烈な香辛料をたくさん求めるようになっていきます。

ところが断食や少食を経験していくと、味覚もぐんと敏感になってきます。薄味にしてもそれぞれの素材の味をしっかり味わうことができるようになるのです。出汁《だし》の味や豆の味、素材そのものの香りも確かにわかるようになってきます。ほのかな香りや食べ物の微妙な味の違いは、少食にしてみないと、ほんとうには味わうことはできないものです。

だからこそ、いい素材のものを、少しだけ食べるようにして、それで充分に生を味わい、満喫できるようになったら素晴らしい人生になると思います。

必要以上に味の濃いものをお腹がはちきれるほど山のように食べていては、それは絶対にかなわないことです。

## 少食で家族の愛が蘇る

家族のうち、誰か一人が病気になったら、家族みんなの問題として考えなければならなくなります。

ご主人がガンになった場合、奥さんも一緒に生菜食に付き合う、または、子どもさんが難病に罹って、お母さんも一緒に生菜食を始めるなどのケースはままあります。病気のご主人だけ、子どもさんだけが生菜食にするのも、けっこう大変なことですが、病気でない家族も一緒に生菜食にするのは、傍で見ていても、えらいなぁと思います。家族の愛情があるからこそ、できることですからね。

パートナーが同じ気持ちになってくれている、お母さんも私のために一緒に頑張ってくれているんだ……そう感じることが、病気の人にとっては、とても大きな力になります。

病気になる以前、何ごともなく暮らしていたときには、そこまで自分のことを思ってくれていたということには、たぶん気がついていなかったと思います。それが究極の極限状態に置かれたときに、お互いを思いやる愛情も蘇ってくるのですね。

病気や何か、いのちに関わるようなことが起こったときになって、初めてそうしたほんとうの愛情というものが、どういうものなのかを知ることができます。

戦争中、食べるものがなくなってきたときには、みんなでわずかな食料を分け合って、お互い助け合って必死で生きていました。その頃は家族の団結力も、今よりももっと強力だったはずです。現代のように物質的には豊かでも、心が貧しいといわれる時代においては、病気が家族の愛を復活させるきっかけになる――ということも起こるようです。

しかし、そうは言っても、難しいケースもあります。

例えば、奥さんが病気になったような場合で、生菜食の少食療法をやりたいと本人が希望しても、ご主人が反対したら、やりにくいということが起こるんですね。

生死に関わる病気を治すのに、どのような治療法を選ぶのか。決定はご自分で下されたほうがいいには違いないでしょう。けれど、専業主婦などで、夫の稼ぎで養ってもらっているということになれば、奥さんは、なかなか自分の希望を強く主張しづらいということもあるようです。

そうしたときに、そのご夫婦は、もともとお互いが共感しあえる対等な夫婦関係を築いておられたのかどうかが、露わになってしまうともいえます。

何もこうしたことは夫婦間だけの問題ではないでしょう。お互いがお互いのためにあると、互いに助け合えるような人間関係を、自分自身の周りに、日頃から築いていくことがとても大事です。エゴのない愛情が世界中に広がっていけば、いろいろ困難な問題も解消されていくと思われるからです。

# 第5章

# 少食が運んでくる贈り物

## せっかちにならず、ゆっくり前進

この章では、具体的な少食の進め方、また、少食や断食から学んだこと、そこから得られたたくさんの贈り物（ギフト）についてお伝えします。ちょっと信じられないと思われるような話も出てくるでしょうが、どれも実際に私が体験したり、私の周囲で起こったことです。興味が持てるところだけでも参考にしてみてください。

さて、病気の状態が悪く、切羽詰まっている場合は別として、少食生活を始めるにあたってせっかちは禁物。焦らず、ゆっくり取り組んでいくのがいいでしょう。

昨日まで大食や飽食をしていたのに、今日からいきなり一日三食を二食にするとか、腹七分目にするなど、**急に厳しい状況に追い込むのは良策ではありません**。そんなことをしても、長く続けるのは難しいでしょう。

少食生活のスタートは、一日三食のままでかまいません。それまで一日三食食べていた方なら、まず間食を止める、おやつを止めるということから始めます。そうして正しい一日三食にしていくことが先決です。

それができるようになったら、三食を二食にして、食事の内容も質のよいものに変えていきます。そうやってだんだんと正しい少食生活に入っていくのです。

とくに甘いものが好物で、食後のデザートが欠かせないような人は、まずは食後の甘いものを控えることから始めましょう。

## 別腹は愛に飢えているから

そもそも「おやつを食べたい！」と思う気持ちはどこからきているのでしょうか。

食後すぐ、お腹がいっぱいな状態でも、「デザートは別腹」という人は多いですね。

また、お腹が空いてなくとも、なんとなく口さびしくなっておやつを食べるのが習慣になっているという人も少なくないでしょう。

お腹がいっぱいでも、〝別腹〟を求めてしまうのは、実はその人の心の中に問題があります。精神的に満たされていない証拠で、いわば愛が足りていない。愛の代償として、手っ取り早く身近にある食べものに手を伸ばしているだけなんですね。

精神的な飢餓感を、食べることによって誤魔化しているのです。

愛に飢えているのは、裏を返せば、自分も愛を発現してないということにつながります。

よく子ども時代に、自分は愛されないで育ったから、愛し方がわからないという人がいます。でも、私に言わせると、いつまでもその記憶を持ち続けて、縛られているからいけないのです。愛されなかったことを忘れて、自分から愛し始めるようになれば、みんなもあなたのことを愛してくれるようになります。そして、あなたの周りは、いつしか愛がいっぱい溢れてくるでしょう。

自分の体が喜ぶ一定量を食べたら、それ以上はもう食べるのをストップできる。満足して、「ごちそうさまでした。ありがとうございます」と言える人は、心も愛で満たされています。

# 食欲も物欲も寂しい心の代償

そもそも、〝別腹〟で食べた余分なものが、体の中でどんな悪影響をおよぼすのか、皆さんもよくご存じのはず。いいことは一つもありません。

余計に食べたものは、体の六〇兆個の細胞にとっても、ありがたくない、ほんとうは欲しくないものなんですね。消化するためには、余分なエネルギーがかかるし、コレステロールが溜まって、血液はドロドロになります。血管は固くなり、肝臓にも脂肪がいっぱい溜まって……といった具合に、食べ過ぎると、体によくないことがたくさん起こります。

体の声に耳をすましてよく聞けば、ほんとうはデザートはいらない、不要なものなのだということがわかるはずです。

だけど欲しい！　食べたい！　と思うのは、体ではないところが求めているから。心が欲求不満で満たされていないために、その代償として、とりあえずデザートを食べて、一時的に満足させようとするのです。

その満たされない気持ちの中には、先に挙げたもっと愛されたいという欲求の他にも、例えば、もっとお金持ちになりたい、もっと有名になりたい、もっと仕事で認められたい、もっと洋服が欲しい、もっときれいになりたい、もっと勉強ができるようになりたい……などなど、たくさんの〝もっともっと〟が潜んでいます。そうした満たされないものをやり過ごす、いちばん手軽で身近な方法として、「食べる」という行為で代償しているのです。

甲田医院に断食入院していた患者さんの中にも、断食中、散歩の途中にデパートによって、山のように買い物をしてくる人がいました。それは食欲を、物を買うことで代償していた、食べたいという気持ちを、買い物をすることで満たそうとしていたわけです。

でも、冷静になってみると、自分が、足りない、欲しい！　と思っているものも、突き詰めていくと、ほんとうはいらないものだったということはよくあるでしょう。

少食にできない、甘いものが止められないという人は、自分の心の奥底にある、満たされない思いが何であるかを見つめていくと、それまで自分が無意識のうちに見ないように蓋をしてきた、いろいろなことに気づくはずです。

物欲も食欲も、我慢大会のように、ただ欲求を抑えつけるのではなくて、自分が欲しかったと思っていたものも、食べたかったものも、それらはもともと不必要なものだということがわかると、いろいろな面で生きやすくなってきます。

自分がほんとうに欲しいものを見つけるには、旅に出たりするのもひとつの方法でしょう。でも私は、断食・少食に勝るものはないと確信しています。

## まずは無理なくできることから

少食生活を始める最初は、例えば、白米を玄米に変えてみる、肉をやめて魚にする、食事に青汁をプラスするなどからトライしていきます。それができたら次に、魚もやめて豆腐だけにするなど、急に極端な形で食事の内容を変えるのではなくて、以前の食事との落差がないように徐々に進めていくのがコツです。

胃腸の働きが弱っていて、玄米が合わないという人は、おかゆや玄米クリームにしてみます。これまでもたびたび言ってきたように、生菜食は野菜の繊維がきつく、胃が弱い人には堪えます。いきなり生菜食にするのが難しい場合は、胃に負担をかけないように、まずは普通の食事に青汁を加えていくことから始めてもいいでしょう。

青汁や生菜食によって宿便が取れる頃には、体質も陰性から陽性に変わり、根本的な体質改善が起こります。

大事なのは、減食したことがストレスにならないようにすること。ストレスになれば、それが積もり積もって、いつかは爆発してしまいます。爆発したら最後、我慢していた分を取り戻すかのようにドカ食いに走ったりして、少食への試みは失敗に終わってしまいがちです。

私の場合も、青汁の食事になってからは、ストレスを溜めないよう、食器に凝ってみたり、レモンやハチミツで味に変化をつけるなど、ちょっとした工夫はしていました。

最初からストレスにならないようにもっていくのが肝心で、食欲をコントロールするというよりも「我慢してない、我慢してない」と、自己暗示にかけるようにしてやり過ごすとか、趣味など、他の好きなことに熱中して、意識を食べ物にもっていかないなど、そのあたりは非常に微妙なさじ加減になります。

幸いにして私は、ストレスを爆発させるようなこともなく、今日まで、青汁一杯で乗り切ることができました。

ともかく、コツは、なるべくゆっくり無理のないやり方で、減食していくことです。そのほうが適応しやすいですし、気分的にも次第に穏やかになっていきます。我慢に我慢を重ねて、とうとう堪忍袋の緒が切れた！　ということがないように。知らないうちに少食になっていたらしめたもの。緩やかに進めていきましょう。回り道に思えても、結局は体の負担も少なく、無理がありません。

## 一年ごとに摂取カロリーを減らす方法

例えば、人によっては、一年ごとに毎日の摂取カロリーを一〇〇キロカロリーずつ減らしていく、という方針で、少食への門に入っていくケースもあります。

これなら、一日に食べるご飯の量にして、茶碗半分くらいですから、減食したかどうか本人にもわからないほどです。

毎日の食事から、毎年一〇〇キロカロリーずつでも減らしていくことができれば、一〇年後には、一日一〇〇〇キロカロリーも減食していることになります。二四〇〇キロカロリー食べていた人が、一四〇〇キロカロリーの立派な少食生活になっているわけです。

このようにゆっくり進めていく少食にすれば、失敗も少ないでしょう。

ようは根気よく一つのことを継続していくのが、少食の場合も成功する鍵になります。最初から、断食・生菜食の少食を実行しようと意気込むことはありません。その人ができる範囲で、食事を減らすということに向き合っていけばよいのです。ある日、振り返ってみたときに、あぁ、自分はここまで少食にすることができた、気がついたら、ずいぶん健康にもなっていた——という境地に到達できていたらいいですね。

患者さんを見ていて、少食生活が成功しやすい、病気が早く回復するタイプには、共通点があります。

まず、性格が素直で、これと信じたら、いつまでもずっと焦らずに続けられる人、断食・少食療法に、苦労してやっと巡り合えたと思っている人、遠方から治療院に訪ねて来られた人などです。

その逆に、以下に挙げるようなタイプの人は、少食・断食療法に向いていない傾向があります。ご自身のことを振り返ってみましょう。

①食べる以外に生きがいのない人、大きな目的や使命、目標のない人
②自分の治療方針を自分で決定できない人、家族が反対している人
③痩せるのが怖い、イヤだと思っている人

## 「今日一日だけ」の気持ちで

少食にしている患者さんから、「あとどれくらい少食を続けるのですか?」と不安な面持ちで、聞かれることがたびたびあります。

そんなとき私はいつも「あとどれくらいと思わないように。今日一日、今日一日だけ少食にできればいい、という気持ちで続けていきましょう」と応えます。

いつまで？　と不安に思う人は、だいたい、今、目の前にやっていることがあるにもかかわらず、他のことに気持ちが向いているタイプの人です。過ぎた失敗を思い出して、「あのとき、ああ言われたなぁ」と悔やんでみたり、または未来のことを取り越し苦労して、「ああなったらどうしよう」とか、そんなことばかり考えている。だから、今やっていることがおろそかになってしまうのです。

昨日、ああ言われたから、明日、ああ言い返してやろう……などということを考えるのも止めましょう。

そんなふうでは、今やるべきことが何もできないまま、今日が終わってしまいます。過去や未来のことばかり考えていると、いちばん大事な今日がないがしろになってしまうでしょう。

心配事が頭をもたげそうになったら、意識を今に向けることです。

**過去のことも未来のことも考えないで、今に気持ちを集中します。**

生菜食をして、瞑眩《めんげん》反応が出ても、瞑眩は少しのあいだ我慢すれば、やがて消えていくものだとやり過ごしてしまえばいいのです。「いつまで生菜食するんだろう？」などと不安に思う必要はありません。

少食も、「今日一日できたらいい」と思って、日々を重ねていくようにします。それが、自分にとって苦しいことであればあるほど、それだけたいへんな選択をして、少食の道を歩いている自分は、いい経験をさせてもらっているのだな、そんな自分はえらいなぁと思うようにすればいい。苦しい経験はあとで人助けにも役立ちます。必ず生きる力になるのだと信じて、毎日をたんたんと過ごしていきましょう。

**大事なのは、「今を生きる」ことです。**

## 自分は大丈夫だと信じる心を持つ

今を生きるだけでもたいへんなのに、過去の後悔と未来の不安を一緒に、現在に抱え込んでいたら、たいへんさも三倍に、三重苦になってしまいます。未来のことを考えて、今、余計なことをしない。過去のことを考えて、今の活動を止めない。**ただ、今を頑張る、今だけを頑張ればいいのです。**

寝る前に、今日あったイヤなことは布団の中に持ち込みません。すべて忘れてしまいます。昨日のことも悔やまない、明日のことも何も心配しない――私は、病気をしてから、日々をそんなふうに過ごしています。

いつも目の前の患者さんを、一生懸命、治療しているうちに、あっという間に一日が過ぎていきます。朝から何も食べていなくても、あぁ、今日も食べなかったな、と頭をよぎる暇もないほど、ただ目の前のことに一生懸命な日々を送っています。

一つ言えることは、**結果というのは、すべて自分が何を思ったかが発端となり、何を思うかが現実をつくり、結果をもたらすということです。**

だから、こんなふうになったらどうしようとか、こんなふうになったらイヤだなぁとか、ネガティブなことは口に出してもダメ、決して思わないようにします。他の人よりも一歩先に出ていないと競争に負けてしまう、お金がないとみじめだ、病気になったらどうしよう……そんな心配をしていると、ほんとうにそうなってしまいます。

そうではなくて、いつでも自分は大丈夫だと信じることが大事です。私はいつも健康で、出会う人はみんないい人、だから、私はいつも幸せ――そう信じていると、ほんとうに周りにはいい人がいっぱい現れてきて、あなたの世界は愛に満ち溢れていることを実感できるようになるでしょう。

## 少食にすると〝ほんとうに大事なもの〟が見えてくる

実際、お腹が空くとわかりますが、すごく空腹のときに、お金が欲しいとか、新しい洋服が欲しいとか、人に認められたいとかいったことは、思わないものです。そのとき頭を占めているのは、食べ物のことばかり。他のことは、頭に浮かぶ余地はなくなります。つまり、人間、食欲を抑えることができたら、他の欲望は、すべて抑えられるようになるのではないでしょうか。

食欲はまさに本能。生きる、生きないというところに直結するものです。でも、先に挙げたような他の欲望は、人間の生死には直接、関係ない、あくまで心の満足の領域。究極のところでは、なければないでもやっていけるものです。

断食や少食をしていく中で、今まで自分が持っていたいろいろな欲望が希薄になっていくということがあります。余計なものがどんどんそぎ落とされていって、自分にとって、ほんとうに必要なものが何なのか、ということが、だんだんクリアになっていくのです。

そうなればかなりの進歩です。自分にとってほんとうに必要なもの、そして真に幸せな状態とは、どういったものなのかがわかってくる頃には、食欲をコントロールすることも、それほど難しいものではなくなっているでしょう。

言い換えると、自分がほんとうに幸せな状態とはどういう感じなのか、そこを突き詰めていくことが、食欲をコントロールする鍵になるのかもしれません。

もっとも、そうは言っても、わくわくする幸せな自分——というのを追い求めるあまり、できないものを求め過ぎてしまっても仕方がありませんし、突然、性格を変えるわけにもいかないでしょう。そのあたりはバランスをみながら、ということになります。いずれにしても、自分にとって、ほんとうに大切なものは何なのか、少食にしていくうちに、徐々にわかってくるはずです。

## 何のための少食か、何のために生きるのか

甲田療法の生菜食や少食は、食べる楽しみといった点からみると、非常に厳しいものがあります。

とくにおいしいものに食べなれた飽食の時代の舌を持つ人々にとっては、それほど苦しいことをなぜ、するのか――といったところで迷いを捨てられるかどうか。成否はそこにかかってきます。最初にきちんと腹を決めて、自分自身を納得させておかないと、少食を続けるのは途中で難しくなるでしょう。

少食を続けていくには、精神的な安定を保ち続けられるかどうかが、一つの鍵になります。精神的に安定している方は成功しやすいですね。そのためにも、最初に「自分は少食にする」と、ゆるぎない決心をすること。きっぱり決心ができたら、もう迷わない、気持ちを強く持ちます。

「家族のために生きる」「幼いわが子のために生きる」といったことでもいいですし、ともかく、これをやり遂げなければ、死んでも死にきれないと思うほどの、自分が情

熱を傾けている対象を持っている方は、少食も実行しやすいですね。

その逆に、具体的な生きる目的や目標、夢や希望は何もない、ただ食べることだけが楽しみといった方が少食にするのは、かなりハードルが高くなります。

宗教をお持ちで、欲望を追い求める生活よりも、ストイックに自分を律して、自分の魂を磨いていきたい、精神性を高めたいと望んでいるタイプの方は、少食もスムーズにできる傾向があります。

## 人生の目標をはっきり持つ

少食を失敗せずに成功させるには、何のために生きたいのか、人生の目標を具体的にはっきりと持つことが大切です。

「私はこれをするために、この世に生まれてきたのです」とはっきり言える人は大きな最終目標をちゃんと持っている人です。

これだけは何としても、やり遂げて死んでゆきたい、それは天が私に与えてくれた使命だから――そう言い切れるものがある人は幸せです。そうした人は、目が輝いています。天が与えた使命だと言える仕事に打ち込んでいる人、毎日ワクワクした気持ちで生活している人は、後光が射しています。

このような人は自分の目標を達成するのに、少食生活がどれほど役に立っているか、よくわかっています。いったん少食にできたら、少食から離れることはまずないでしょう。

少食ができるようになるかどうかは、結局、何のために生きるのか、ということを明確に持っているかどうかにいきつくのだと思います。

食べるためだけに生きていると考えている人には少食は難しい。食べることが人生の目的になっている人は、おいしいものが食べられないのだったら、死んだほうがましだと言います。

そうではなくて、食べること以外に、はっきりとした目的――例えば、家族のために健康で働かなくてはいけない、仕事をとおして世の中の役に立ちたいなど、人生の目的を明確に持っている人は、わりあいとスムーズに少食を続けられます。

病気を治すためには少食にしないといけないとなったとき、では病気を治したらどうしたいのか。その先に何か目指すものがあるとやりやすくなります。

自分が生きることに意味がある、いろいろやりたいこともあって、それを成し遂げるために、自分は少食にする、食べないほうを選ぶ——というように目的があったほうが成功しやすいのです。何のために病気を治すのか、治ったら何をしたいのか、ということはあらかじめはっきりさせておきましょう。

**少食を始めるにあたって、最初から少食は世界平和のためになるとか、大上段なことをふりかざす必要はありません。**

## 病気が治ったら何をやるのか？

病気の人の中には、病気に安住してしまうタイプの人もいます。病気であることは確かに苦しみを伴うけれど、病気を言い訳にして人に頼ったり、ダラダラしたり……。周囲に優しくされるのが居心地がよいものだから、病気に甘えて、何も変わりたくないと思ってしまうのですね。

でも、それでは病気は治りません。そうではなくて、病気である自分とは決別して、病気が治ったら○○をしたい！　ということをはっきり持っている人は、病気が治るのもスムーズです。

私の治療院では、重い病気や難しい病気の人に、生菜食を長く続けてもらいたいときに、「今の病気が治ったら、何がしたいですか？」と訊くようにしています。すると、孫を抱きたいとか、会社を立て直したいとか、山に登りたいとか、皆さんいろいろな希望をおっしゃいます。

「それらは全部できるようになります。そのためには少食をやりましょうね」と私が言うと、患者さんのほうも、自分の願いが叶うのなら、「じゃあ、やってみよう！」という気になるようです。

世界を救うためだとか、何も崇高な目的でなくてもよいのです。

「まだ子どもが小さいから、せめて僕の顔を覚えていられるくらいに、大きくなるまでは生きていたい」「九〇歳を過ぎた年老いた母を看取るまでは、死ねない」などという患者さんもいらっしゃいました。

食べること以外に、何のために自分は生きるのか、生きていかなくちゃいけないのか、それがはっきりある人には、「それじゃあ、頑張りましょうね」と、私も言うことができるのです。

少食を成功させる三つのポイントです。

① 人生の目的を持つ
② ゆっくり前進
③ 食べ物は「いのち」だと自覚する

## 断食で自分探しをする

自分は何のために生きているのか——自分のことをあらためて見つめたいときには、断食をしてみるのも一つの方法です。ほんとうの自分に出会いたいなら、まず断食をしてみましょう。断食は自分探しにはいい道です。

自分がそれまで気づかなかった、思わぬ潜在能力が出てくることもあるし、ほんとうに自分がやりたかったことがわかったり、たくさん食べているときには自分が何がしたいのかもわからなくて、モヤモヤと苦しかったり、悲しかったりした理由も明らかになってくるでしょう。

今まで、何であんなに食べなくちゃいけなかったのかと気づくことができたら、そこから新しい人生の扉が開きます。

だいたい、人の価値観というのは、他人との比較の中で生まれてくるものです。でも、そうした他者との比較など、ほんとうはあまり意味がない。自分がほんとうはどうやって生きたいのか――ということは、人との比較の中からは見つけにくいでしょう。人のものさしの中で生きるのはつまらないことだというのも、少食をする中でだんだんわかってきます。

人と比較している限りは、果てしなく上を目指していかなければ、ダメな自分ということになってしまいますからね。無理しながら自分を演じていくのは疲れてしまうものです。

競争社会では、自分と他者との比較の中で、いろいろな価値観が決まってきます。でも、当たり前のことですが、学校の成績だけで人の価値は測れませんし、詩人の金子みすゞさんも言っているように「みんなちがってみんないい」。その人らしい個性が現れてこそ、人生は輝きます。

例えば、その人がいるだけで、周りの人をリラックスさせることができる、その場のムードをパーッと明るくすることができるとか、成績には関係のないところで、どれだけその人の個性を発揮できるか、そうしたことが人生では大事な要素になってきます。

少食にすると、そうした本質的なことに気づくようになるのです。

## 月に一度の断食で心身に変化が現れる

瞑想する人によると、断食しながらの瞑想がいちばん深い瞑想ができると言います。

潜在意識の中にはいいものも悪いものもありますが、例えばトラウマなども、そこで出てしまえば、もうそれでお別れ。解決することができます。

顕在意識で困っていた問題が現れてきて、自分でも納得して、さよならができる。

それで抱えていたさまざまな症状もよくなるのです。

大食して感覚が鈍くなってきて、自分のことがわからなくなってしまったら、座禅断食の会などに参加してみるのもいいかもしれません。

それまでの大食を断ち切って、これまで自分の歩んできた道をふり返りながら、瞑想や内観をするのです。一度、自分をまっさらな状態において、そこから新しく何を始めたらいいか、この先どうしたらいいかを考える時間を持つことは、とても有意義です。断食や瞑想をする中で、何か新しくひらめくことが浮かんできたら、それをやってみるのもいいでしょう。

自分は誰からも愛されないと思いこんで、心の中が孤独感で塞がれ、愛に飢えているという人がいたら、少食や断食をすれば自分の中に愛が満ちてくるのを感じられるようになります。自分の存在が愛に包まれていることが実感できるようになるのです。

また、断食によって、潜在意識にしまってあったイヤなことを始め、将来的に罹る可能性のある病気や、過去の病気の残滓《ざんし》、古い根っこの部分なども出てくることがあります。

病気があるかないかを見つけたいという人は、人間ドックで診てもらうくらいなら、断食をするとよいでしょう。悪いところがあれば、胃が痛くなったり、頭が痛くなったり、あるいは鼻水が出てきたり、耳鳴りがしたり、目がぼやけたり……といった瞑眩反応が出てきます。

普段から断食や少食をしていると、自分の体の声にも敏感になります。隠れた病気にも、自ずと気がつくようになるはずです。

毎月一回、断食する日を意識的に設けるだけでも、心身にいろいろな変化が現れてくるでしょう。

## 自分の使命に気づくチャンス

私自身、難病の経験があるからこそ、今、鍼灸師として、患者さんの体だけでなく、心にも寄り添いながら、治療をさせていただいているのだと思っています。

鍼灸師が私の天職だとしたら、私は病気にならなければ、この使命を果たせなかったでしょう。そう考えると、人の一生というのはわからないものです。

もし、ご自分の使命が何だかわからない——という方がいらしたら、自分が何に惹かれるのか、時間を忘れるくらい自分が好きなことは何なのか、そのあたりが大きなポイントになります。

例えば、ボランティアに行ったら、とっても充実感があったとか、絵を描いていると時間を忘れる、数学の問題を解くのが楽しくてしょうがない、人前で話すのが大好き……などなど、いろんなことの中から、自分が何に惹かれるのかを見極めていけばよいのです。それがあなたの個性であり、特徴なのですから。

また、その時々に出会う人とのご縁が、あなたの今生での目的や使命を果たすためのきっかけやチャンス、力になってくれるケースがしばしば起こります。そうした中から、自ずと私の使命はこれかな……と、自然に導かれていくでしょう。

私に鍼灸師になるように勧めてくれたのは、高知の伯母の家に下宿していた高校時代、ねんざしたときなどに診てもらっていた、地元では評判の鍼灸師のS先生でした。

二〇代の療養中にも何度か診てもらっていましたが、病気が回復して、よくなったことを報告にいくと、私の難病体験は患者さんの治療にも役に立つし、個人でマイペースでできる仕事が私には向いているといって、鍼灸師になることを勧めてくださったのです。

実は私は、高校生のときに参加した甲田先生の健康合宿のときから、手から人を癒す力を持った気が出るようになり、その手で触ると、人の体の悪いところがわかるようになっていたことも、S先生はご存じでした。

S先生も子どもの頃から霊感がある方で、目に何度もケガをされたことから、失明。将来を悲観して、自殺未遂をくり返されたそうですが、そのたびに助けられて死にきれなかったと言います。それで観念して盲学校へ進み、鍼灸師となった方でした。

話をもとに戻すと、ともかく、そうしたアドバイスを受けたときにも、迷わず決断できるかどうかは、少食にして、いつでも自分のセンサーを研ぎ澄まし、重要なことは敏感にキャッチできる自分にしておくことが大事なのです。

少食になればなるほど、目に見えない人からのサポートもたくさん受けやすい状態になります。また、あなた自身も天からのメッセージを受け入れやすくなっていきます。

別の言い方をすると、使命を果たすには、神様にいつでもお役に立てる体にしておく。その準備を整えておかなければなりません。それには、少食が必須条件になるということです。

何をしたらいいかわからない――という人は、とりあえず、少食を始めてみましょう。自分の体は言ってみれば神の宮。神社の社みたいなものですから、できるだけ老廃物を少なく、宿便もためず、心も体もキレイな状態にしておきます。そうすると、きっといい神様が入ってきますよ。

## 感謝の気持ちでいただく味の違い

今は家でも外でも、いつでもたくさん好きなものを手軽に食べられる時代です。毎回の食事をありがたく、感謝していただくということは、少なくなっているような気がします。お金を出せば、いくらでも贅沢なものを、しかもたくさん食べることができる。そうしたときの一食は、もはや単なる〝モノ〟としか感じられなくなっているのではないでしょうか。

ところが断食後に、わずかの量をありがたく大切に思いながら、感謝の気持ちでいただく〝食事〟は、以前の〝モノ〟でしかなかった食事とは、まったく違っています。

普段、無感動なまま、ただたくさんの量を食べ過ぎている食生活を改めて、少食にして、食べる量を減らしてみると、ほんの少しの食事も、ありがたく、おいしく、感謝していただけるようになるのです。

断食や少食を経験すると、何でもおいしく感じられるのは、ただ、空腹が満たされるからだけではありません。実際、断食を経験すると、体の状態も変化します。第一に味覚が変わります。

これは宿便が出て、胃腸の働きがよくなり、腸内細菌の状態が良好になることと関係しています。腸内細菌に連動して、口腔内細菌も変化、それに伴い味覚も変化して、それまで嫌いだったものが食べられるようになったり、まずかったものがおいしく感じられるようになるのです。

こうしたことは、断食までしなくても、少食にするだけでもわかるようになります。

私の場合も断食をする前は、じゃがいも、小豆などの豆類、グリーンピースなどは、あまり好きではなかったのですが、断食を経験してからは、むしろ好き嫌いなく、何でも食べられるようになりました。

## 心の底から湧き出る気持ち

断食初心者の場合、最初はやはり空腹感との闘いになって、何とかしてその時間が経つのを待っては、やり過ごしてしまおう――という気持ちになりがちです。でも、何度か経験を積んでいくと、お腹が空いた、という空腹感を克服して、精神的に深いものを得ることができるようになります。

少食・断食には、体調をよくする、病気を治すといった身体面だけに効用があるのではなくて、さらには心の浄化、再生にも大いなる力を発揮します。

もっとも断食中に、あと何時間したら、スープが飲めるとか、あと何日間、頑張れば――みたいなことばかり考えているような人には、心の浄化などは、はなから望めないことですが……。断食中も、無心にたんたんと過ごしていると、やがて天からの大きなギフトが与えられます。

それは心の底から湧いてくる「感謝」の気持ちです。

断食が明けて、最初に口にする重湯や味噌汁が胃の腑にしみわたってくる感じ、その温かさ、滋味深さを一度でも味わってみると、この一杯の重湯がどれほど自分に元気をもたらしてくれるかが、よくわかります。

断食明けには、ほんの少しの量を食べただけでも、体がそれを吸収して、力のもとになってくれるのを、腹の底から実感することができるようになります。すると、自然に「あぁ、何てありがたいんだろう」と、食べ物に対する感謝はもとより、生きとし生けるもの、すべてに対しても、感謝の気持ちが自ずと湧き起こってくるのです。

断食以前であれば、粗末に思えるような食事であっても、断食後には、今、口にすることができた一口が、こんなにもうれしく、ありがたいと感謝、感激しながら、いただくことができるようになります。断食中には、ともかく何にも食べられなかったわけですから、たとえ味が薄かろうが、どんなに量が少なかろうが、食べられるものはともかくありがたい、体にしみいる食事になるわけです。

断食明けには、お椀の縁のわずかに残っている重湯のひとさじまで残すまいと、豆腐で拭うようにして、すっかりいただきます。

そうしたことは、いつも、たくさんお腹いっぱい食べているときには、決して起こらない。でも、断食明けには、梅干し一つ、豆腐ひとかけらにいたるまで、ありがたく、おいしく感じます。その一口を食べることによって、自分の体がエネルギーを得て、変化していくのがわかるのです。

## 少食で心もデトックスする

断食や少食をすると、体が軽くなったり、頭がクリアになるなど、いろいろな変化が起こる中で、それまで皆さんが考えもしなかったようなたくさんの気づきが訪れます。

第一には、前項でも触れたように、まず何に対しても感謝の気持ちが湧いてくることです。

この感謝の気持ちというのは、言い換えると、今まで当たり前だと思っていたことが、ほんとうは何も当たり前ではなかったのだ——ということに気づかされるということです。

こうして酸素を吸って生きているのも嬉しいことだし、お水が飲めるということも、家族があること、友達があることもありがたい。身の回りにあるもの、一つひとつの存在に対して感謝の気持ちでいっぱいになるのです。

それはいつもお腹いっぱい食べていたときには、決してわからなかったことです。それまでは、すべてのことがあって当然、当たり前だと思っていた。それが断食や少食にすることで、そうではなかったのだ、ということに気づくのです。

そういう思いをひとたび知れば、自分というものの存在も、とても大切なありがたいものだと実感できるようになります。そして、以前よりも、もっと自分自身を好きになれるでしょう。

それまで、親に向かって、「死ね！」と言ったり、悪態ばかりついていた若い人が、あんなに悪いことを言うんじゃなかったと懺悔《ざんげ》するようになったり、怒りっぽかった人が、穏やかになることもあります。いつも怒っている人が機嫌が悪い理由には、体の具合が悪いということも大いに関係しています。だから、少食によって、毒出しができて、肝臓や胃腸の調子がよくなると、自ずと機嫌もよくなるのでしょう。

断食をすると、体中の細胞が毒出しをします。いわばデトックスをするわけですが、それは何も体だけに限ったことではありません。心・精神のデトックスも同時に行われるのです。

## 少食で見えない世界とつながる

心の浄化が進むと、それまで、考えもしなかったようなことが、心の中にいっぱい湧き出てくるようになります。体が健康になり、精神面にも変化が訪れて、人間の秘めたる可能性や潜在能力が現れてきます。

睡眠時間も短くてすむようになり、記憶力もよくなって直観が冴えるので、好きなことがどんどんやれるようになっていきます。人によっては、宇宙や霊界など異なる意識との交信現象であるチャネリングができるようになる人もいます。

私の知り合いのある霊能者の方は、自分の意思とは関係なく、ある日突然、一週間くらい食べられなくなったりすることがあって、そのときに見えない世界からのメッセージがくるのだそうです。

少食にしていると、感覚が研ぎ澄まされて、敏感になることによって、目に見えない世界とつながる——ということが、よく起こるようになるのです。


〝ケガレ〟とはもともと気が枯れると書いた言葉。気が枯れるということは、気が少ないということ、生命エネルギーが少なくなっている状態です。生命エネルギーが少ないところには、老廃物が溜まります。流水は腐らずというように、よどんだ流れのところには老廃物がいっぱい溜まって汚くなる。だから、ケガレなんですね。汚いから気が枯れる、目に見えてエネルギーが枯れて、汚くなっていくのです。

肉体も同様で、宿便や乳酸などの老廃物をいっぱい溜めこんだ状態では、肉体は疲れ果て、汚れが溜まりボロボロになります。当然、気の流れもよどみます。腸が詰まって、肉体に汚れを溜めると、心の浄化もうまくいきません。

向う側の世界では、肉体が老廃物なしのデトックスされた状態であることが必須条件で、空気とか目に見えないエネルギーだけを受け取れる状態にして、感受性を豊かにしておいたところにメッセージを伝える――というようなことがあるようです。お釈迦様やイエス様も、よく断食をしていましたから、やはり食を断っている状態のときのほうが、上からのメッセージが来やすいということはあるのかもしれません。

感度をよくしようと思ったら、少食のほうがいいのでしょうね。

断食はハードルが高いと感じている人も、ぜひ少食にしてみてください。きっと素晴らしい経験ができるでしょう。

## なぜ早起きはいいのか？

少食にすると、睡眠時間が短くてすむようになります。早寝早起きになるのですね。消化に費やすエネルギーがかからなくなるので、その分、エネルギーチャージが早くできるようになるからです。

「暁」という字には、悟るという意味がありますが、朝は神聖な時間であり、一日の生まれてくる時間に、朝日を拝んだりすると、自然にありがたいなぁという感謝の念が湧いてきます。

反対に夜は欲望を駆り立てる時間です。

東北大学の川島隆太医学博士は、人間の脳は午前中にいちばんよく働き、「朝の二時間は、夜の五時間分に匹敵する」と言っています。

早起き心身医学研究所の税所弘博士も、「早起きがストレスや病気を軽減させる」といい、これは、早朝に網膜が朝日を感じると、通称「幸せホルモン」といわれるセロトニンが分泌され、このセロトニンが、日々の活力や充実感、ワクワクする感じ、意欲を盛り上げ、穏やかな達成感を与えてくれるということです。

ところが今は二四時間コンビニやファミレスが開いていて、真夜中でも簡単に食べることができるように、少しでも多くのお金を使わせようとしています。

そんなところで無駄遣いするくらいなら、夜は早く寝て、朝は日の出前から起きて、瞑想や健康体操をして、勉強や読書の時間にあてると、たいへん有意義な一日の始まりになります。素晴らしい人生を過ごしたいと思うなら、夜は早く寝て、朝は早く起きるのがいいですね。日本中の人が早寝早起きになれば、原子力発電もいらなくなるのではないでしょうか。

## トラウマがお別れにやってくる

断食することによって、感情面でも、それまで自分が気づかなかった新しい発見ができるでしょう。

少食や断食がきっかけになって、長いあいだ忘れていた記憶が蘇ったり、トラウマのようなものが、ひょっと思い出されたりすることがあります。

例えば、三歳のときに自分は、お母さんにあんなことを言われたから、今の自分はこうなったのだな……みたいなことが、ふと思い浮かぶのです。

また、隠れていた病気が出てきたり、精神的な病や問題を抱えているようなケースでは、潜在的に持っているものが表に出てきます。そのため一時的に、よけいに症状がひどくなる場合もときにはあります。

でも、それは何も悪いことではなくて、症状がいったん出てきたら、それでその問題は終わりです。中に潜んでいたものが、お別れにやってきた——と考えればいいのです。瞑眩反応と同じで、心配はいりません。宿便や断食疹と同様、根っこにあるところの毒を出しきってしまえば、それでおしまい。あとは快方に向かいます。ようは断食中には、その人が潜在的に持っているものが、いいことも、悪いことも、全部、露わらに表に出てきてしまうのです。

そこから、今まで見えなかった自分、知らなかった自分に出会えるようになる。すると、どんどんその人自身の輝きが増していきます。

精神的にも浄化が進んで、神様の存在が近くに感じられるようになります。すると、宇宙との一体感が得られ、これまで体験したことのないような、至福に包まれるようになるでしょう。

## 未知の才能が現れる

そうした中で、今まで自分でも気がつかなかった才能が現れてくることもあります。

それまで俳句をたしなむ程度だった人が断食中に、突然、俳句が次々と湧くように出てくることもあれば、ある音楽家の人の場合には、次のようなことが起こりました。二週間ほど音楽から離れてアーユルヴェーダの宿泊施設で、少食や瞑想をしていたときのことです。乞われてピアノを弾くことになったものの、しばらくピアノに触れていなかったので、内心、どうなるかと恐る恐る、即興で弾き始めました。すると、素晴らしい音楽が天から降りてきて、そこで聞いていた人たちは皆、感激して滂沱《ぼうだ》の涙を流したそうです。潜在意識から出てきた即興の音楽が、それほど素晴らしかったのです。

こうしたことは絵を描く人、文章を書く人などにもよく起こります。きっともともと潜在的に持っていた芸術家の魂が、目に見えない世界か、あるいは真我《しんが》の自分といったものにつながって、インスピレーションを得られやすくなるのでしょう。

いずれにしても断食中に、創作活動が活発になるのは、めずらしくありません。

こうした潜在能力の中には、先にも触れたようにチャネリングなどの超能力や霊感といったものも含まれます。

私の場合も、高校生のとき、甲田先生の断食合宿に参加したときから、人のオーラが見えるようになったり、手で触ると相手の具合の悪いところがわかるようになったという話は、先にも記した通りです。その頃はまだ、自分が将来、鍼灸師になるなどとは、思ってもいなかったのですが、この能力は、今の私の仕事にたいへん役立っています。

また、鍼灸師になった頃からは、自動書記もできるようになりました。

あるとき、手がむずむずしてきて、ペンを持ったところ、自分の意思とは関係のない文章を、手が勝手に動いて、書き始めるようになったのです。内容は、言ってみれば天からのメッセージのようなもので、そのときはきっと神様が降りてきているような状態になっているのでしょう。

でも、いつでも意味が通るときばかりではなく、例えば「こんなことを知りたい」と、思い浮かべた質問の答えが得られるときもあれば、関係のない答えのときもあります。

次には、そうした不思議な能力が現れてきた、高校時代に遡って、話をしていくことにしましょう。

## 気のパワーが出るようになった

人のオーラが見えるようになったのは、私が高校を卒業する間際でした。

その年の春から新しく短大生活をスタートさせるにあたって、その前に自分をリセット、心機一転しようと、甲田先生の断食合宿に二度目の参加をした、そのときです。

この世には、目に見えない不思議な力があることを、自ら体験することになりました。

皆さんの中にも「手当療法」というのをご存じの方もいらっしゃると思います。

お母さんが、お腹や頭が痛いという子どもの患部に手を当ててあげると、痛みが落ち着くことがあるでしょう。あれです。体のどこか悪いところに手を当てて、気を送ると、何となく気分がよくなったり、症状が和らいだりすることがありますね。

そうした手当てによるヒーリング能力を促す方法として、「四〇分合掌行」というのを、甲田医院の断食合宿では、皆で行うのが慣例になっています。

やり方は、こうです。

まず、裸足で正座します。そこで、両手を合わせて、肩より下に肘が落ちないようにしながら、四〇分間、合掌を続けるのです。このとき、手の中指は第二関節、他の指は、第一関節までくっつけた状態にしています。雑念が入ってこないように、般若心経を唱えながら、皆で行うのですが、こうすると誰でも、ある程度、手当てができるようになると言われています。

行を終えると、皆でお互いに手を当て合って、どれくらい気が出るようになったか、比べてみます。私の場合、気のパワーが人よりも強く感じられたようで、私が手を当てた相手の方は、いつまでもジンジンと熱い気が出ていてスゴイ！　と言って、驚いていました。

それだけではありません。このときから私は、手から強い気が出るだけでなく、私が手で触ることによって、相手の人の体の悪いところもわかるようになったのです。

短大在学中、知人に誘われてインド旅行へ行ったときのことです。

ガイドの通訳さんが臨月近くの妊婦さんで、お腹に触らせてもらうと、赤ちゃんのいのちが危ないことがわかりました。でも、当時は、自分のそうした能力をはっきりと自覚していなかったので、そんな縁起でもないことを口にするのははばかられました。何も言わずに帰国すると、後日、赤ちゃんが死産だったことが知らされました。

鍼灸師となった今では、こうした目に見えない能力は、患者さんの診療に大いに役立っています。けれども、残念ながら、どういうわけか、自分自身の症状や病気には、あまり有効ではないのですね。ちょっと気分が悪いときや、軽い腹痛などのときには役に立ちますが、自分が難病を発症したときには、まったく使うことができませんでした。このヒーリング能力は、なぜか、そういうふうになっています。

## 断食でオーラが見えるように

人のオーラが見えるようになったのも、手から気のパワーが出るようになったのと同じ頃からです。

甲田医院での入院中は、毎朝、甲田先生のお話を聞く、朝礼から始まります。

私が、「四〇分合掌行」で手から癒しの気が出たり、相手の体の悪いところがわかるようになったりという、いわゆる霊感が開いたときと同じ頃、ある朝、いつもと同じように甲田先生のお話を聞いていたときのことです。甲田先生の周りが、妙にまぶしく感じられた日がありました。

もともと私は目が悪いので、最初は、今日は目が不調だから光が見えているのかもしれない……などと思っていました。けれども、翌日も、その翌日もまた、同じように甲田先生の周りには光の環《わ》のようなものが見えたのです。それは日によって、大きくなったり弱くなったり、多少の変化が見られました。

そして、やがて甲田先生以外のほかの人々の周りにも、光の環が見えるようになってきたのです。光の色や強さ、大きさは人によってさまざまで、後ろから前に向かって光が出ている人もいれば、前から後ろに向かって出ている人もいます。

でも、その頃はまだ、それがオーラであるということは私自身、知りませんでした。

それから何年も経って難病を発症後、療養も峠を越えて、ようやく養護学級に臨時教員として復職したときのことです。体に障害を持った子どもたちの中に、とりわけきれいな光に包まれている子が目にとまりました。

このときも、自分の目がおかしいのかな、と思いつつも、その美しさにしばし感動して見とれていました。すると、どこからともなく「菩薩行」という言葉が、突然、聞こえてきたのです。それは、心の中に突然、ポッと、その言葉が浮かんできたという感じで、ともかくそのインスピレーションというか、声は、こんなふうに続きました。

「この子は、自分の周りの人を成長させるために、身をやつして障害を持って生まれてきたのだよ」

それは、私が自分で考えてそう思ったことではなく、どこからか、私にそのことを教えるために聞こえてきた声のようでした。

こんなに小さな子どもなのにスゴイなぁ……。感動した私は、次に甲田先生に会ったときに、その話をしたところ、「その子の周りに見えた光はオーラだよ」と教えていただきました。

オーラは、多くの場合、意識して見ようとしなければ、それほど気にならない程度の光が、フワーッとその人の周りにまとわりついて見えます。

これは後になってだんだんわかってきたことですが、甲田療法や西式健康法をやっていくと、心身の老廃物がデトックスされて、オーラもキレイになっていくようでした。ある時期を境に、パーッとオーラがキレイになっていったりするのを、たびたび、見ることがあります。

オーラは、人からだけ出ているものではありません。甲田医院に入院して、生玄米菜食を始めた頃、当時、甲田医院の庭で、患者さんの食事用に栽培されていた野菜からも、きれいなオーラが出ていたのを見たことがあります。

野菜の周りからきれいな生命力が出ていて、畑がかげろうのように光り輝いているようでした。それがオーラだとわかったのはあとになってからですが、野菜の生命力を感じてからは、野菜の栄養を摂るというよりも、野菜のいのちを感謝していただくという気持ちが芽生えました。食べ物を感謝していただく気持ちを持つことは、消化や吸収を促すのにも、プラスに働いているように思います。

## 無邪気な子どもに還る

私自身、超少食を長く続けていく中で、チャネリングによる自動書記までできるようになり、宇宙からの精妙なエネルギーを受け取る感受性が高まってきたのを感じます。それは、普通に食べていたときには閉ざされていた感覚で、宇宙からのメッセージやエネルギーは、今のほうがはるかに入りやすくなっています。

目に見えない宇宙のパワーは、いつでもどこにでも存在するもので、私が欲しいと思ったときには、呼べばすぐにやってきてくれます。

どうしたらそうしたエネルギーをキャッチできるのかというと、やり方は簡単です。疲れたりしたときに、「神様、エネルギーちょうだい！」と、心の中で唱えるのです。するとどこかから、暖かい風が吹いてきて、エネルギーを確かに受け取ったことを実感できるようになります。

そのときの私は、全然、神妙でも、かしこまっているわけでもありません。まるで三歳の子どもが母親に向かって「おかあ～さ～ん」と、無邪気に駆け寄っていくような感じです。子どもが「おかあ～さ～ん」と呼びながら、走っていくときと同じ気持ちになって、神様に向かって「神様、エネルギーちょうだい！」と心の中で言うのです。そうするだけで、神様からも「は～い」と返ってきて、愛に満ちたエネルギーを受け取ることができる。それで食べものを口にしなくても、いつもエネルギーがいっぱい満ちた状態になれるのです。

このようにいつも神様がエネルギーをくださるので、お腹が空いていても何の心配もいりません。すぐに元気が湧いてくるので、食べなくても大丈夫なのです。

皆さんの中にも、神社にお参りに行くと、何かエネルギーのようなものを感じたりする人もいると思いますが、ちょっとそれに似ています。エネルギーのボールのようなものが、ポンとやって来たら、体中が温かくなって元気になれるのです。

このように神様と交信しているときは、優しく力強い光に包まれて、体は軽く、ほんわり温かくなってきて、心は安心感で満たされていきます。そして、どんなに年を取っても子どもになったような気持ちに還ることができるのです。

これは素晴らしい感動的な体験です。

皆さんも私のように少食を続け、いつもお祈りをして、世界中の人々と愛でつながることを願っていると、こんなふうな至福の経験もできるようになるかもしれませんよ。ちょっと不思議な話になってしまいましたね。

## 少食で運がよくなる

少食にすると、体が軽くなるなど、健康状態がよくなるだけでなく、心の状態や運命さえも変わっていきます。少食にすると運がよくなるということは確かに言えると思います。

これは、欲にかられることなく、ほんとうに自分の心が求めるものがわかるようになるからです。**自分の心も体も偽らない生活をしていると、楽しい気持ちで日々を送ることができるようになります。**楽しい気分でいる人のところには、楽しいことがいっぱい起こるということもあるでしょう。

江戸時代中期の観相学の大家で、当時、日本一の観相家といわれた水野南北は、少食が開運をもたらすという「節食開運説」を唱えていました。南北は次のように説いています。

生涯の吉凶禍福ことごとく食より起こる。
少食の者は病むことなし。
常に大食暴飲をなす者、たとえ相貌よろしくとも生涯出世発達なし。
食少なき者は、相貌悪くとも吉なり。
婦人大食なれば夫を剋《まか》す。縁かわると知るべし。
肉食大食をほしいままにすれば、出世発達なく、老年凶なり。
如何に不運なりとも、三年菜食すれば、必ず幸運に向かう。
命の長短は、相をもって、定めがたし。みな常食をもって定まること万に一失なし。
一生の食禄は定まっている故、食い急ぐべからず。

南北も説いたように、少食によって運が良くなるのに伴って、いろいろな能力も向上していくようです。
頭脳明晰になり、記憶力もアップ、スタミナ倍増し、集中力・持続力の向上、仕事・勉強能率向上、自立向上、自己管理能力が鍛錬されるようになるなど、少食にすると、いいことずくめになります。

## 生きているだけで愛の証《あか》し

運が悪いと自分で言っている人は運が悪いのです。ほんとうは、この世に生を受けたことだけでも、とても運がいいことなのです。生まれてすぐに天国へ還ってしまうようなケースもあるわけですし、目も見えず耳も聞こえないなど、生まれつき障害を持って生まれてくる人もいます。

そうしたことを思えば、たいがいの人は、今、ここに生きているだけで、とても運がいいのだと考えることができます。

たとえ、この地球に一週間しか生きていられなかったとしても、それはすごく運がいいこと。実際に肉体を持つことができたというのは、霊界からみると、それだけでも、すごく運がいいと言えるわけです。

それでも自分は運が悪いと思う人は、例えば、自分がちょっと人よりも貧しかったり、人に何か言われたりしただけでも、自分は運が悪いと思ってしまうタイプですね。

だけど、ほんとうはそんなことはありません。何か注意されたりすることも、ほんとうは逆にありがたいことで、それを感じられるだけでも素晴らしい経験になるのです。

そのことに気づかず、ほんとうは運がいいのに、運が悪いと思いこんでいるから、どんどん運が逃げていく、悪くなっていくのです。

また、そうした人は、ほんとうは神様から愛されていることがわからないでいるんですね。愛をキャッチすることができない。だから、たくさんの愛をもらっているのに、自分はもらっていないと思ってしまうのです。

愛を感じ、たくさん受け取れる人になるには、断食や少食にするといいでしょう。

そうすれば、自分は、太陽からも空気からも、この地球上のあらゆる生き物からも、愛をたくさんもらって生きているということがわかるようになります。そうした恵みを得られることは、決して当たり前のことではない。すべて自分に注がれた愛だということに気づいてください。

# 私たちは宇宙から愛されている存在

エントロピーの法則によれば、形あるものはいつかは分裂し、朽ちて壊れていきます。一方、植物などの生物系はその逆で、みんな種から成長して、大きく固まっていきます。人間も、赤ん坊から大人になっていく。草も人も動物も、いのちのあるものは、皆大きく育っていく、すなわち固まっていきます。

けれども、そこから魂が抜けたとき、モノでしかなくなったときから、分解、分裂が始まります。モノは、いのちがなければ、どんどん小さな粒になるまで分かれて壊れていくのが宿命です。

いのちがあるということは、どんどんエネルギーが集まって、固まっていくことです。

だから、地球に重力や引力があること自体、その点だけを考えてみても、地球上の生物は皆、地球にめちゃめちゃ愛されているということになるのです。

植物や動物が形を変えて人間の食べ物となり、人間はそこから栄養を得て大きく育っていく。これはすなわちエネルギーが固まっていくということですね。つまり、人間が生きているということは、たくさんの固まっていく愛のエネルギーによって、生かされているということの現れです。

そもそもこの世に生を受けて、今こうして生きているということ自体、宇宙からの愛のエネルギー、地球の愛のエネルギーが結集、固まっているということを意味しています。

これだけ地球上にたくさんのいのちがあるということは、地球が、そして宇宙が、愛に溢れた存在であるという証しなのです。この世に存在するみんなのことを愛しているにほかならない。そしてまた、この地球上の生物たちも皆、愛を持って、誰かの役に立ちたい、つながりたいと思って生きている存在なのです。

お互いがお互いのことを愛し、愛し合い、それは決して貪《むさぼ》り合う関係ではなく、皆が少食にして、お互いの役に立てたらいいのに……いつもそう思っています。

## 必要以上には求めない

私のような青汁一杯の食事や甲田療法の一日一〇〇〇キロカロリー以下の食事にしていれば、無理して、たくさんお金を儲けようなどという、余計な欲望は、だんだんなくなっていきます。現状であるものに満足できるようになるのです。

何より健康であることだけで充分満たされて、将来に対しての恐れや不安もまったくない。たくさんお金を稼ごうとも思わないから、イヤな仕事もしないですみます。自分の心にそぐわないことを無理してする必要もありませんし、人を騙して何かを手にいれようということもない。みんなで仲良く、自分が楽しいと思う仕事をして、それが人にも喜ばれることなら、それ以上は何も望まなくなるのです。

そもそもお金を儲けることが、必ずしも幸せにつながるとは限りません。人間は、モノとお金を替えた時点で、お金がいっぱいあれば幸せと思ってしまったところが間違いだったのでしょう。仮にお金がたくさんあっても、もっともっと欲しいと思ってしまうのが人間です。

でも、そうした欲も、少食にするとなくなっていきます。

必要以上に食べるために働かなくてもよいので、欲がどんどんなくなるのです。

必要以上のことは、求めなくてもよくなります。

子どものためにお金を残さなくちゃいけない！　などと思わなくても、その子の体を健康にして、いい心を育むことさえできれば強い子に成長するので、何の心配もいりません。

ほんとうの遺産とは、お金をいっぱい与えて、わがままにスポイルすることではなくて、何が起こっても大丈夫な強い心と体を授けることです。それが少食にして、健康体操をしていると叶います。

風邪をひいても、病気になっても、事故にあっても、ケガをしても、少食にしていれば、何も怖がることはありません。お金がなくても大丈夫。究極のところで大丈夫だと思えたなら、恐れに駆られて、焦ってお金を儲ける必要がなくなります。

もし仮に、お金がなくて、ご飯が食べられないようなことになったとしても、これは神様が少食にしてくれたのだな――と思えば安心していられます。

少食のほうが老廃物も排泄できるし、宿便も出て、体にいい――そんなふうに思えたら、空腹でイライラすることもなくなるでしょう。

こんな例があります。遭難して、お腹が空いて何も食べられない状況に陥ったとき、食べたい、食べたいと飢餓感を募らせたり、食べないと死んでしまうと恐怖心にかられてしまうと、早く死んでしまうそうです。

一方、食べなくても大丈夫、太陽からのエネルギーを取り込んでいれば大丈夫——そう思って、楽しく少食にすることができたら、食糧難になるようなことが起こっても、ずいぶん事態は変わってくると思います。

戦争中、疎開先で食べ物がわずかしかなかったときに、いい先生がいて、子どもたちで毎朝、お祈りをして、空腹でもみんなで歌を歌いながら、仲良く、心穏やかに過ごしていた集団では、争いもなく、飢えで病気になったり亡くなったりすることが、うんと少なかったそうです。

それほど、人間の心の持ちようは、肉体に大きく影響するものなのですね。

## ただ食べて生きるだけではもったいない

病気であれ才能であれ、断食・少食によって、ともかくその人の持つ本来の力というか、隠れているもの、潜在能力といったものが露わになるという話をしました。

つまり、逆にいうと、大食・飽食している限りは、その人の持つ、本来的な潜在能力は、どんどん埋没してしまい、日の目を見ることが難しくなるということです。

好きなものを好きなだけお腹いっぱい食べて、お腹は満腹だけれども、心は満たされないまま、膨れたお腹をさすりながら、一生を終わるのか。

それとも少食にして、いつも心は満たされて幸せでいっぱい、さらには潜在能力も開花して、神様からのメッセージを受け取ることができる――そんな素晴らしい境地に至る可能性があるのだとしたら、どちらの道をあなたは選びますか？

ただ、食べて終わる一生では、つまらないでしょう。お腹いっぱい食べて、あぁ、おいしかったと満足しても、それは一瞬のこと。ご飯を食べても、三〇分も過ぎれば、あとの時間は満腹のお腹を抱えて苦しいだけ。そんな人生でもいいのですか？

食べるということによって、確かに一瞬の喜びは得られます。でも、魂の世界からみると、それよりも、なるべく殺生をしないですむ少食な生き方のほうが、ずっとハッピーで価値ある生き方だとみなされます。

普通の人にとっては、目に見える肉体の世界がすべてで、おいしいものを食べると、単純に体が喜ぶので、そのほうがいいと思われるかもしれません。

でも、この体は自然の法則に従って生きています。食べ過ぎれば必ず体に毒が溜まって遺伝子が傷つく。いっぱい食べれば、老化が早まるといった法則に基づいているのです。

長生きをしたいのであれば、少食は必須条件です。肉体がある限り、一瞬一瞬、魂に刻みつけている経験や思いというものは、次の生である来世にまで持ち越されます。それだけに今生で生きているあいだには、できるだけ心、あるいは魂を磨いていくのが、神様に近づける道になります。生きているあいだに、ただ食べて暮らすだけでは、ほんとうにもったいない。できるだけ少食にして、心身を磨いていくよう努力していきましょう。少食にして、軽やかな気分で一生を過ごしていきたいというのが、私の考えです。

## 脳波が変われば食欲もコントロールできる

以前、甲田先生が顧問を務めていて映画『不食の時代』のスポンサーにもなってくださったサンスターの中央研究所で、脳波を測ってもらったことがあります。

脳波には、ベータ波（一四〜三〇ヘルツ）、アルファ波（八〜一三ヘルツ）、シータ波（四〜七ヘルツ）、デルタ波（〇・五〜三ヘルツ）というパターンがあります。

普通、緊張して起きているときには、脳波はベータ波で、現代の競争社会に適応するように、キチキチピクピクした振動数が多く出ています。

少し、リラックスした状態になると、アルファ波のゆったりした脳波になります。

アルファ波にも三段階があり、集中しているときはミッド・アルファ波になり、これはひらめきの脳波とか発明家の脳波と言われる、たいへんリラックスした状態です。

そこからさらに眠くなってくると、シータ波のゆっくりした脳波になり、もっと深い眠りに入っていくと、とてもゆったりのデルタ波に。これは、昏睡状態に近い脳波です。

起きているときにシータ波やデルタ波が出るのは、ヨガの達人や瞑想の達人、あるいは超能力者などに多く見られます。私はミッド・アルファ波がいちばん優位に出ていて、チャネリングや自動書記をしているときにはシータ波が出ていました。

ミッド・アルファ波を目指して、多くの訓練法が開発されたりしていますが、同研究所の研究者、勝原淳先生によると、私が特別な訓練もなく、このように心身がリラックスしながらも意識集中ができているのは、たいへん不思議な現象で、頭脳が冴えた状態で、さまざまな能力が発揮できるようになっているのは、超低エネルギー生菜食の結果ではないかということです。

実は、この脳波と飢餓感は密接に関わっているものです。

ベータ波のとき、人は、常にあるレベルにおいて飢えています。アルファ波ではときどき飢えを感じている状態、シータ波はほとんど飢えを感じていない。デルタ波では、決して飢えを感じない――と言われます。

ベータ波のときには、常に飢えを感じているわけですが、これは満腹状態のときでも同じです。お腹はいっぱいでも、必要以上に食べてしまうということがあるでしょう？　イライラや欲求不満を解消するために食欲が爆発してしまう経験は、誰にも思い当たるはず。そうした人の心の中には、もっと認められたい、もっとお金がほしい、もっと愛されたい……などの精神的な飢えがあるんですね。だから、どんなにお腹がいっぱいな状態でも、脳波はベータ波で、いつも飢餓感に苛《さいな》まれています。

怒りっぽくて、イライラしているとき、戦闘態勢で、相手に勝ってやろうと思っているようなときの脳波が、このベータ波です。競争社会でサバイバルしていくためには、ある意味、必要な脳波だともいえるでしょう。

ベータ波で生きている人は、いつも時間に追われ、仕事や家事も一生懸命、とにかく頑張らなくちゃいけない、という義務感や責任感に支配されています。

けれども人間には本来、それだけではない部分もあるはずです。

そんなふうに毎日、働き蜂のように働いているだけでは、満たされない心もあるでしょう。毎日やらなければならないことに追われ、競争に勝つことや人の上に立つことばかりではない。もっと大事なことも人生にはあります。

では、いったい自分は、何をするために、この世に生まれてきたのだろう。自分の魂が、ほんとうに喜ぶことって何だろう？　たまには、そうしたことにも、思いを巡らせてみましょう。自分の体の奥底から湧き出てくる本心と対話を始めたとき、脳波はアルファ波に変わっていきます。

つまり、思考や生き方を変えることで、脳波をコントロールできるようになるのです。そして、それに伴って、自ずと食欲もコントロールできるようになります。

たくさん食べ続けながら、脳波をコントロールするのは難しいですが、少食になろう、少食になろうと意識していると、脳波も次第に変化してきます。

脳波をコントロールできるようになるには、生き方を変えてみるといいですね。

いつも競争社会の中で、自分が生き残ることで頭がいっぱい、毎日、生活のために一生懸命、働いて、食べて――というキチキチ任務を果たす正しい夫、正しい奥さんとして、頑張るだけじゃない。自分が生まれてくるときに、神様と約束してきた使命は何だったろうとか、この世で魂を磨く宿題は何だったかな……といったことを、ちょっと思い出してみるのです。

従来の競争社会で勝ち抜くことばかりに囚われている価値観から、自分のほんとうに求めているものの大切さに気づくようになると、脳波もベータ波からアルファ波に変化します。

脳波がアルファ波になると、気分はゆったりとリラックスした状態になり、ときどきお腹は空くけれど、イライラすることもなく、普通の人の価値観とはちょっと違ってきます。

そこから、さらに進んで、神様や自分の内なる声と一体になることができたとき、脳波はシータ波になり、この段階になると、少食にも簡単になれるし、思ったことが実現しやすくなる、次元上昇といったこともできるようになってきます。

そして、最終段階のデルタ波になると、けっして飢えを感じることがありません。

心の底から、自分がワクワクすることは何だろうか。毎日の任務を果たすだけじゃない、ほんとうに魂が喜ぶことを探求してみましょう。神様とつながってみようと意識すると、シータ波が出てくるようになります。

脳波が変わると、健康にもなるし、運もよくなる。いろいろラッキーなことも起こるようになります。

## 自己暗示をかけることも大切

人間の脳は、暗示に左右されている部分がすごく大きいですね。できると思ったことはできるし、できないと思ったことは、やってもできない……。片栗粉を薬だと与えても、かなりの治癒効果が認められる薬のプラシーボ効果に関する実験はよく知られていますね。たとえ偽薬であっても、「この薬で治る」と、被験者の信じる力が結果を大きく左右します。

少食生活を成功させるには、自分に暗示をかけていくのも一つの方法です。

**命令暗示法**／寝る前に鏡の前で、鏡に映る自分の顔に向かって、「お前は少食になる！」など、自分のなりたい状態を命令的な言葉で唱える。つぶやくくらいの声でもいいので、真剣に発声すること。一回につき、一つの事項を言い、命令したことが現実化するまで変更せずに同じ命令を実行し続ける。

**断定暗示法**／目覚めた直後に、前夜命令したことを、すでに具体化された状況で、断定した言葉で表現する。例えば、前夜「少食になる！」と命令したら、それを「私は今日、少食になった」と自分の耳に聞こえるように言う。目覚めた直後にすること。一日中、回数を多くやるほうが効果的。

# 第6章

# 〝愛と慈悲〟の少食が世界を救う

## 甲田先生の遺志を引き継ぐ

肉体は魂の入れ物。人間の一生は、生きているあいだの一瞬一瞬を大切に、少しでも成長できるように魂を磨いていく大事な時間だと考えます。

家族や大事な人が亡くなれば、そのときは、悲しみでいっぱいになります。でも、考えようによっては、人は亡くなっても、死後も、自分のそばにいつもいてくれます。目に見えないとか、手に触れることができないというのは寂しいことかもしれません。でも実際のところは、死んだ人は皆、守護霊様のようになって側についていてくれる。だから、死を永遠のお別れだとして、悲しまなくてもいいのです。

そうは言っても、私も甲田先生が亡くなったときには、もう生きている先生には会えないのだと思うと、先生の最期を見届けて、家に帰った後、やっぱり悲しくて一人で泣いていました。

すると、不思議なことが起こったのです。

甲田先生は二〇〇八年八月、八四歳で亡くなられました。

甲田先生は晩年、他のお医者様にご自分の体を診せることはなく、唯一、私だけが鍼を施術するのを許されていました。

晩年の先生は、ご高齢ということもあって、動作がゆっくりになられたり、多少、記憶力の衰えなどはみられましたが、とくに持病というものはありませんでした。

先生も霊感をお持ちでしたから、はっきりはわからないですが、あの世から何かメッセージのようなものを受け取って、最期の時期もご自分で決められたのかもしれません。先生の意志によって、だんだんと食を断たれて、自然死のような最期を迎えられました。

先生が亡くなられて三時間くらい経ったときのことです。自宅に戻って一人で泣いていると、何やら背中に温かいものを感じました。鏡を見ても何も見えないけれど、何かがはりついている感触は確かにあります。「もしかして先生、背中にいる？」と、問いかけてみると、返事こそありませんでしたが、やはり、そうとしか思えません。

私はその背中の熱いものは、甲田先生の霊だと直感しました。

甲田先生が、私のところへやってきた理由は、明らかです。

先生の遺言である「少食は世界を救う、愛と慈悲の少食」ということを、先生に替わって、広く世界に広めるお役を、私にするようにということに他なりません。

こうして、神様になった甲田先生の霊が、二人羽織のように私の背中にいつもはりついて、私と一緒にいらっしゃることがわかって以来、今度は私がメッセンジャー役となって、少食を伝えていくという使命を担うことになったのです。

それ以降、私自身の行動や考え方もずいぶん変わってきたと思います。

自信を持って、断食や少食を皆さんに勧めることができるようになったのです。

甲田先生ご自身が、学生時代から大病をくり返していたところを、少食によって、ようやくいのちをつなぐことができたという体験に基づいて、甲田療法は生み出されました。先生は、ご自分のいのちを救った少食を、世の中に広めるのが自分の役目だと、使命感をお持ちでした。

ガンや膠原病など難病の患者さんも、断食や生菜食で治していく実績を積まれた先生は、「こんなに難しい病気を、断食や生菜食で治すことができたなんて、なんて素晴らしいことなんだろう。この事実を知って、君はワクワクしないかい、僕はワクワクしてたまらないよ。僕と一緒に、このことを広めていこう。皆さんの力になれるように、一緒に闘いましょう」と、よく私に向かって熱く語られていました。

先生は、自分が少食や生菜食で病気が治ったのだから、そのことをみんなに伝えていく、手本となるような生き方をしなさいといつもおっしゃっていました。

病気の方に、自分の体験を話し、その人が少食をするようになれば、それを伝えた自分も、もう食べ過ぎたりはできなくなる。それがまた、自分の健康のためにもなる、とお考えでした。

そうした甲田先生の話を聞きながら、先生はすごいなぁといつも感心していましたが、先生がご存命のときには、まさか自分が、少食を世界に広める役目を先生から引き継ぐことになろうとは、思ってもいませんでした。

先生の最期まで、鍼をさせていただくのが私の使命で、それが終わったら、あとは、もうなかば余生のような気持ちでいたのです。

ところが神様は、そう簡単には私を解放してはくださらなかった。鍼灸師の仕事に加えて、少食を世界に広げるメッセンジャー役を担ったいまでは、私にとってそれは、使命感というよりも、もうすべては天にお任せしている心境にいたっています。

「どうぞ、私を好きに使ってくださってけっこうですよ」と。

少食にしたら、健康になるし、運気も上がる。いいことがいっぱいありますよ。少食こそが幸せになる鍵であり、霊的に上昇する鍵だということを、これからも皆さんに広く伝えていきたいと思っています。

## 料理は「いのちを移し替える」行為

私が青汁を飲むといいですよ、と患者さんに勧めると、よく、どこのメーカーのものがいいですか、と訊かれます。

自分で野菜を育てようとか、葉っぱを絞ろうと考える人はまずいません。今の時代は、手間暇かけて自分で作るのは面倒くさいことになっているのですね。

その面倒くさいと思う気持ちは、自分が誰かに食事の用意をするときにも同じように起きていませんか？　そのことが、食べる相手を大切に思わないことにもつながっているような気がするのです。手間をかけるのは面倒だから、お金があれば適当に買ってすませて……。それで、ともかく、その場のお腹を膨らませる——そうした場面が増えているでしょう。

とくにいまは、人工甘味料や保存料、化学調味料など、人工的なものをたくさん使って、見た目にはキレイで、いつまでも腐らない〝食べ物〟が、いっぱいお店で売られています。そうしたものを買ってきて食べるのは簡単です。でも、いったいそれらは、ほんとうの生きたエネルギーを持っている〝食べ物〟なのかどうか、たいへん疑問です。

食べる人のことを思いやって、ていねいに作ってこそ、食材も、たんなる〝モノ〟からいのちを育む食事になるのだと思います。

青汁も玄米クリームも、生玄米菜食も、見た目は地味な食べ物です。料理というのは作業ですから、どんなに心をこめて作ろうが、ただ機械的に作ろうが、味は同じ……と思われるかもしれません。けれどもそんなことは断じてないのです。

心をこめて丁寧に作ったものには、目には見えないエネルギー、言ってみれば愛のようなものが入っています。その愛の気持ちは食べる人にも伝わって、ただ口に入れるだけではない、自分が愛されている喜びもプラスされます。だから、お母さんの作ってくれる食事、あなたのことを愛してくれる人が、あなたのことを思って愛をこめて作ってくれた食事は、どんなレストランの有名シェフのご馳走よりもおいしく感じられるのです。そうやって愛をこめて作られた食事は、食べる人にエネルギーを与えます。

手作りのものは、料理でも洋服でも、自分のために作ってもらったら嬉しいでしょう。たとえ、どんなにささやかなものでも、それを食べる人のことを思いながら心をこめて料理されたものは、一見、質素な青汁も玄米ご飯も、〝いのち〟を育み、生きるエネルギーを与えてくれる、パワー溢れる食事になります。

顆粒のスティックや缶入りの青汁を飲んでも、そこに〝いのち〟があるという実感は持ちにくい。そうした感覚も、少食をしていくことで、だんだんわかるようになってきます。

佐藤初女《はつめ》さんという、青森で自宅を開放して、「森のイスキア」という癒しの場を主宰している九〇歳を越えて、今なお、お元気なおばあさんがいます。

そこでは、心の悩みを抱えた人たちが、全国から訪れて、初女さん手作りの食事を一緒にいただきます。初女さんが握ってくれたおむすびを食べて、自殺を思いとどまったという人も一人や二人ではないそうです。

鬱で死のうとしていた人が、初女さんがただ一生懸命、握ったおむすびを食べることによって、自殺を思い留まるという。そのおむすびからは、初女さんの深い愛情が伝わって、食べた人を、こんなに自分は愛されて嬉しい……という気持ちにさせるのでしょう。

死のうかなと思っていた気持ちを、また生きてみようと変えさせる力が、そのおむすびにはあるのですね。それはただのおむすびではない。「料理はいのちを移し替える作業」だと語る初女さんが、食べる人のことを思って、心を込めて作ったものだからこそ、そうした力を持つのです。

心を込めて丁寧に料理されたものを食べると、生きる力が湧いてきます。体の六〇兆個の細胞全部が、喜ぶのです。

## 道元の食の教え『典座教訓・赴粥飯法』

仏教でも、料理をする人が、心をこめて食卓を整えることの大切さを説いています。料理をするのは、家庭の中では、お母さんや奥さんが多いですが、仏教の世界では、典座《てんぞ》といって、食事の支度は、徳の高いお弟子さんである高弟にしか任されない作業でした。料理を作ること自体が重要な仏道修行の一つであったことが、道元の『典座《てんぞ》教訓《きようくん》』にも著されています。

食べ物は動物も植物も、もともとはみんな地球の生き物。食べるという行為は、その生き物のいのちを自分の中に取り込むということになります。言い換えると、食事というのは、前出の初女さんが言う通り、「いのちを移し替える」行為であり、そのいのちである食べ物は、どれも地球からのプレゼントです。

仏教では、料理というのは、徳の高い人が、そのいのちを敬いながらする行為であり、徳の高い人が料理したものを食べてこそ、食べる側も、精神的に高いところへ達することができるのだと教えています。

こうしたことは、家庭で料理を作る人であっても同様で、野菜にしてもお米にしても、料理とは、材料の生きたいのちそのものを、食べる人に移し替えること。それだけに食べる人は愛の深い人になってください――という気持ちを込めて料理をします。食べる側の人も、地球さんありがとう、植物さんありがとう、お百姓さんありがとう――というような気持ちでいただくのです。

道元は『赴粥飯法《ふしゆくはんぽう》』の中では、まるでお姑さんや小姑のように、食事中にはお喋りをせずに、きちんと正座をして、お行儀よく食べる――といった細かいことまで記しています。食事の作法には、精神的な修行の一面もあったからです。

私は友だちと食事をしたり、お酒を飲みに出かけたりすることはありません。でも、だからといって、寂しい思いはしていませんし、私の周りには人もいっぱい集まってきます。食べないことで、仕事に何ら支障をきたすようなこともないですね。人付き合いをするために、食べることは必要なのかな、と常々、私は疑問に思っています。

ほんとうの友だちであれば、別に一緒に食事をしなくても、話をするだけで充分、満足できます。

それに本来、食事というものは、目の前の食べ物と、きちんと向き合っていただくべきもの。お喋りを止めて、心の中で、食べ物にありがとう！　と感謝しながら、食べるように、道元さんもおっしゃっています。

話すときは話す、食べるときは食べるというようにしないと、食べ物に対する感謝の気持ちも薄れてしまいます。日本でも、躾の厳しかった時代には、家庭でも、食事中は正座して、お喋りをしないようにと教えていました。これは、食事は神聖なことだと考えていたからにほかなりません。

『典座教訓・赴粥飯法』は文庫本（講談社学術文庫他）にもなっています。読んでみると、きっと食べることに対する姿勢が、ピシッと正されることでしょう。

## 一汁一菜を続けるすごさ

ここまで、断食や少食の効用について、いろいろ述べてきましたが、青汁や生菜食というのは、いわば病気になったときの非常手段でもあります。

ほんとうに偉いなぁと私が心から感心するのは、病気もない、健康体な人が、普段から、玄米ご飯と豆腐と青汁だけといったような一汁一菜の粗食を、毎日続けている姿ですね。修行中のお坊さんのような食生活を、気負いなくたんたんとできるというのは素晴らしいこと。精神的に高いところにいる現れで、いちばん偉いと思うのです。

短期間、断食をしたり、少食にするのは、ある程度、我慢すればできます。けれど、ずっと少食であり続けるのは、とても難しい。

とくに今のような飽食の時代にあって、アルコールやスイーツなど、いろんな誘惑がたくさんある中で、一汁一菜の玄米菜食、あるいは修行僧が食べる茶がゆと梅干しといったような粗食を、自分にとって、これがいちばん合っている、神様からいただいた決まった食事だと納得してずっと続けていける人は、たいへん徳が高い人です。

そんなふうに毎日、慎ましい食事をたんたんと文句も言わずに続けられたら、すごいことだと思います。

お米や葉っぱも生きている〝いのち〟です。食べることは、動植物の殺生につながる行為と考えて、それをできるだけ少なくして、お腹が空いても、なるべく粗食で過ごそうと考える人たちもいます。

人がびっくりするような、何か特別のことをしてやろうというつもりなどさらさらない、ただ自分が動けるだけのカロリーがあればよしとして少食を常とし、なるべく殺生を少なくする生き方をたんたんとできるのは、霊的にたいへん高い人ではないかと思います。

私のように一日に青汁一杯というのは、ちょっと人からは驚かれるようなことなので、特別なのかもしれませんが……。

## 世界にもいる不食の人々

人間は、肉体を持った存在ですが、同時に霊的な存在でもあります。

例えばインドのヨガの行者など、世界には、何も食べなくても生きていける不食の人たちもいます。肉体を持ちながらも、少食や不食をキープしていけるというのは、その人が、霊的にどれくらいのレベルにあるか、ということを表しているようです。

考えてみると、イエス様もお釈迦様も断食をしていました。

仏教だけでなく、キリスト教においても断食が宗教的な修行の一つとなっていました。イスラム教にもラマダンといって、断食をする期間があります。

世界の記録に残る不食の人々には、次のような人たちがいました。

ドイツのカトリックのシスター、テレーゼ・ノイマンさんは、四〇年間、不食を通したことで知られます。

「あなたの食べない方法を教えてくれませんか？」と訊くと、それは、神様との約束で、教えることができないとおっしゃったそうです。彼女の言葉を紹介しましょう。

「どんな不幸であれ、飢えであれ、それは人間が、人生の真の意義を探求するためには必要なことです」

ヨガを西洋社会に最初に伝えたインドのパラマハンサ・ヨガナンダ師の著書の中に、五六年間、不食を通したヨギ（ヨガの行者）のギリバラの話が載っています。なぜ、不食という技を授けられたのか？　という問いに対して、こう応えています。

「それは人間が霊であることを証明するためです。人間は霊的に向上するにつれて、次第に物ではなく、〈永遠の光〉によって、生きられるようになることを証明するためです」

ヨガには、エーテル（光）のエネルギーで、生きていられるようになる修行があるのですね。

また、二〇世紀最大の〝奇跡の人〟と言われたエドガー・ケイシーも少食の信奉者でした。

混乱状態に陥っている体の組織を清めて、排泄を高めると、自然治癒力が高まるとして、そのためには、祈りのともなった断食が必要だと推奨しました。

断食をすると神の創造力が現れて、自分が低く感じられるわけですが、それによって、今まで自分がいかに傲慢だったか、ということがしみじみと感じられるようになります。霊的な向上は、こうした謙虚さなくしては、望めないものなのです。

不食や超少食の人たちは、目に見えない光や気のエネルギーを取り込んでいるわけですが、インドのジャイナ教の信者にも、食べないで光だけで生きている人がいます。オーストラリアのジャスムヒーンさんという女性も、もう何年もほとんど食事を摂らず、光（プラーナ）だけで生きています。彼女は、プラーナの栄養についての調査、研究を進め、何冊も本を出し、国際的なレクチャーも行っています。

興味深いのは、アメリカのNASAでも、少食の研究をしていることです。

宇宙飛行士が大食だとしたら、食料の準備だけでも大変になります。宇宙飛行士が少食ですむようになれば、ロケットを小さくして、燃料も少なくできるかもしれません。それに、宇宙飛行士の健康のためにも少食がよいのではないか、ということで、食べない人の研究をしているそうです。

## 少食は「愛と慈悲」の行為

今の日本では、一日三食が常識になっていますが、江戸時代までは二食が当たり前でした。イエス様やお釈迦様の時代には、今よりはるかに少食で、工場で大量生産される食べ物などは何一つなくて、自然食に近いものを食べていました。

大食している人は、王侯貴族など、ほんの一握りの人たちに限られていましたから、少食や断食を、ことさら唱える必要もなかったのかもしれません。

普通の人はそんなに大食する機会もなかったので、人々は自然に愛や慈悲を生きることができました。そして、心の平安も得られやすかった。だから、宗教家も「愛と慈悲」だけをシンプルに唱えていればすんだのでしょう。

でも今は、「愛と慈悲」に併せて〝少食〟することも唱えなければ、体が食べ過ぎによって、どんどん汚れてしまっています。

今日のような飽食の時代においては、口でいくら愛や慈悲の大切さを唱えても、それだけではダメなんですね。断食や少食をしながら、体だけでなく心のデトックスもする必要があるわけです。

そう考えると、その時代その時代に、神様から与えられたテーマがあるとすれば、今は少食にすることが、大事な修行の必修科目に加えられているのかもしれません。

人類は長いあいだ、いつも食べるものが不足している中で、飢えを我慢するという状況に置かれてきました。翻って現代は、たくさんの誘惑に勝って、あえて少食を選ぶ――少食は「愛と慈悲」の行為だということを自覚しながら、自分で選び取っていく時代になってきているのだと思います。

そういう意味では、人生の修行における質が、慢性的に飢えていたかつての時代とは、また違ってきているのでしょう。

少食にするということは、健康によいだけでなく、心も浄化されます。だから、少食は、神様が喜ぶことでもあるのですね。

みんなが少食にして、少なめに食べるようになれば、それだけ動物のいのちも、植物のいのちも殺生をしないですむようになります。それを神様も喜んでくださいます。だから、少食の人には、ラッキーな神様がそばについていてくれるようになるのです。

食べ過ぎるということは、それだけ、いっぱい殺生していることにつながっていきますからね。全然、食べないというのは難しいかもしれませんが、何も今ほど食べ過ぎることはないのではないでしょうか。

これまで長いあいだ毎日食べてきた食事が、実は、大切な「いのち」だとは気づかずに、うかうかと〝モノ〟同様に粗末にしてきたという人は、今の時代はとくに増えているような気がします。だからこそ、これまで平気で過食・飽食を繰り返し、少しも反省することがなかったのです。

けれども、食べ物は、天からいただいた大切ないのちであり、このいのちのおかげで、私たち人間も生かされているのだということに気づけば、これからは食べ物を粗末にしたりはできなくなってくるはずです。

たとえ一粒のお米、また一枚の菜っ葉に対しても、自然と「ありがたい」ということに気づいたとき、感謝の気持ちで祈りを捧げ、食事をするようになるでしょう。

私たちが食べるものは、天から与えられた大切な「いのち」であり、そのいのちは、もとをたどれば、同じ地球に住む仲間だということを理解していますか？　少食は、その大切な地球の「いのち」を、なるべく殺生しないですむようになる、愛と慈悲の具体的な表現になります。

この愛と慈悲の少食を実行する人が、健康で長生きできるのです。

つまり、少食とは愛の行為であり、この愛の行為によって、天から幸せを授けられるようになるのです。

この世の法則は一つです。例外はありません。少食を離れては、人間は幸せにはなれないのだと思います。

これまで私たちは、食べることにしても、たくさん食べなければ健康になれないといった考えにとらわれて、一生懸命、プラスすることだけを考えてきました。いつも、あれが足りない、これが足りない、と、新たに加えることしか頭になかった。

でも、ほんとうに大事なことは、まずは出すこと。マイナスにすることなんですね。宿便を出し、デトックスできなければ、健康も保てないし、心も浄化されない。

入れる前に出す。これからは、逆の発想でいきましょう。

## どうやって地球の未来を救うのか

少食にはダイエットや病気を治すといった面だけでなく、地球の未来を救うことにもつながる可能性を秘めているのだと、甲田先生は信念を持っておられました。

世界の食糧事情を見てみると、世界の人口七〇億人のうち、一〇億人が餓死し、一〇億人が飽食しているというアンバランスな状況に陥っています。

お金持ちの人は、自らの健康を壊すほど、好きなものを好きなだけ、大量に食べ続けている。その一方で、慢性的な飢餓に苦しんでいる人たちも地球上には、まだ大勢います。こんなにバランスの悪い状況が、この先もずっと続いていくならば、いずれ、そう遠くない将来、どちらの側も、滅びてしまうだろうと思うのは私だけでしょうか。

今こそ、少食を広めることが、世界の人々を救う道になる。少食には、そうした大義もあるのだと、甲田先生はよくおっしゃっていました。

現在のような世界経済の不均衡がこのまま続いていけば、食料増産のために森林は破壊され続け、耕作地を無理やり広げ、地下水は枯渇し……自然環境のバランスも崩壊するのは目に見えています。

どう考えても、人々が、大食・飽食を続けて、幸せになる――という方向は難しいと思われます。お金のある人は食べ過ぎて病気になる。貧乏な人は飢えて死ぬ。動植物は滅んでいく、地球の環境汚染は進む一方――そうした状況を押しとどめるためにも、世界中の人々が、今こそ少食に取り組み始めるときが来ているのです。

いきなり少食にするのは難しいかもしれませんが、せめて、食べ過ぎを止めて間食を減らすだけでもいい。一か月に一度、または一週間に一度、断食をして胃腸を休めるだけでも、健康には効果があります。そして、その分の食糧を、食べ物が足りない人たちに回すようにしていくことを考えていきましょう。

病気のために、少食にせざるを得なくなったというと、自分の体が弱いから、そんなことになってしまったのだと、何か自分が負け組になってしまったイメージを持たれる方もいるかもしれません。でも、そんなことは決してありません。「少食をするときには、堂々と胸を張って！」と、甲田先生はいつもそう話されていました。

少食は健康によいだけでなく、食糧問題の解決、地球環境の改善、経済危機の解決にまで及ぶ、広くこの世を救う方法だというのが、甲田先生の考えでした。

少食には、個人の健康問題から、社会、環境、宇宙的なテーマにまでつながっている、深い真理が詰まっているのです。

## 少食で地球を天国に変える

少食で地球を天国に変えることができます。争いのない、皆が一つになる地球に変えていけるのです。

生きているうちにこの地球を天国にしようと思うなら、例えば、ここに大きなお鍋の中にご馳走があるとして、それを長いおさじですくって、お互いに向う側にいる人の口へ運んであげるようにすればいいのです。そうしたら、みんながお腹いっぱいになって幸せになれるでしょう。

「自分が、自分が」と思わずに、いつも相手の人が幸せになるには、どうしたらいいかを考えるのが、この世を天国にする道です。自分だけが競争に勝つということは考えない、自分にとっても、相手にとっても幸せになるには、どうしたらいいか、みんながそうした選択ができるようになれば、地球も天国のようなところになるのでは？　地獄では、たとえ鍋の中にご馳走がいっぱいあったとしても、皆が先を争って自分だけが食べようとする。だから、いつも争いが絶えない。結局は、誰もお腹が満たされないということになってしまうのです。

菜食や少食にすることによって、人間の心も変わっていきます。不殺生が常となれば、静寂のうちにも心豊かに過ごすことができるようになります。皆が穏やかで、寛容な気持ちになれるのです。仲良く分け合い、許し合い、譲り合う世の中になり、誰もが小欲、小惑、小怒となって、煩悩の因も少なくなり、清貧に美しく生きられる。自愛の心、安らぎと平和の心を持って、武器と兵器を持たない戦争のない世界を目指すことができるのです。

それに現実問題としても、少食にすれば医療費も食費も軽減されて、家庭経済も安定、食品公害から身を守ることもできるし、食糧危機に備えることもできるでしょう。その分を、飢餓と貧困に苦しむ人たちへの援助にまわすことができるようになります。

無駄な生産活動を削って、心身・経済・時間のゆとりが生じる、いのちを大切にする平安のシステムの構築、プラスからマイナスへのパラダイムの転換――それが少食生活です。最低限のシンプルなものさえあれば、地球での生活は成り立ちます。

そのためには、まずは自分自身が変わっていくこと。自分が変われば、周囲も変わっていきます。それが世界を変える第一歩になります。

さぁ、今日から少食生活を始めましょう。

## 「愛と慈悲」に込められた深い意味

「愛と慈悲の少食」とは、どういう意味ですか？　とよく訊かれます。

ここには、二重の意味が込められています。一つには、少食にすればたんに食べ物にする動植物の殺生を少なくすることができる、ということ。そしてもう一つは、少食によって、自分自身の細胞や意識、心というものも、大切にしなければならないという「愛と慈悲」の気持ちが湧いてくる——そうした意味も含まれているのだと、甲田先生はおっしゃっていました。

人は皆、一人ひとり別々の、ともすれば孤独な存在だと思ってしまいがちです。でも、実はそうではない。一人ひとりも、みんな地球とつながっているし、人類という一つの大きな潜在意識、あるいは集合意識のようなものとつながっている、宇宙につながっている存在なのです。

だから、人間は肉体がすべてで、死んだらそれで終わりということでは決してない。死んでも魂や意識というものがあり、愛を勉強するために肉体を持っています。その肉体を大切にすることが愛を学ぶことであり、自分を大切にするということにもつながっているのです。

いつも私はこのように、人間は究極的には、この世で愛を学ぶために生きているのだという話をします。けれども私にしても、病気をするまでは、こんなふうに人間の本質とは何だろうとか、自分の存在についても、今ほど深く考えたことはありませんでした。でも、難病になって死と直面し、断食や少食をしていく中で、本書の中でもくり返し述べてきたように、それまで当たり前だと思っていたことに対しても感謝の気持ちが湧いてきました。

そして、食べることと生きること、死ぬことはやはり切り離せない、直結している問題なので、今のように人間の生死についても、思いをめぐらすようになったのです。

# エピローグ　愛を分かち合う喜びを学ぶ

人は、たった一日、たった一週間を生きることにも、とても意味があります。たとえ障害を持っていたり、病気で寝たきりであったとしても、生きるということは素晴らしい経験になります。クズのような人間なんて一人もいないのです。

苦しいことも、楽しいことも、みんな素晴らしい経験になるのですから、一瞬でも長く生きられるよう、自分でも努力していきましょう。生きているあいだには、少しでも楽しく生を謳歌してほしい——私はいつもそう願っています。

誰もが一人ぼっちで生きているのではない、たくさんの目に見えないパワーや助けを受けて生きている、とても幸せな存在、貴重な存在なのだということを、皆さんが感じられたらいいなぁと思っています。みんなが愛でつながっている、その愛を分かち合う喜びを学んでいくのが、この世に生を受けた意味だと思うからです。

そうした大切ないのちをつなげるため、肉体を長持ちさせるためにも、なるべくなら病気に罹らず、いつまでも健康体でいたいものですね。ずっと楽しく幸せな状態であり続けるには、少食や運動療法が大いなる助けとなることは間違いありません。

生菜食を始めた当初、甲田先生から「五年は続けましょう」と言われました。それからもう二五年あまりが過ぎて、私は今でも皆さんと同じような普通の食事はしていません。将来も、青汁以外のものを口にすることは、もはやあり得ない――そう自然に思えるほど、青汁生活は、今や私の人生そのものといってもいいほど、慣れ親しんだものになっています。たまには何か食べたくなるといったようなことも、まずありません。

そんな私も病気になる以前は、皆さんと同じような食事を普通に摂っていました。学校では給食も食べ、会合などに出席したら、宴会料理なども、皆さんと一緒に食べていました。

でも、今生では、もう食べなくてもいいかなぁと、今は思っています。

私の毎日の食事である青汁をいただくときには、「あぁ、今日のいのちをいただいた」と感謝の気持ちで飲んでいます。けれども、皆さんご想像のとおり、味自体は、それほど美味しいというものではありません。また、青汁一杯だけでは、当然のことですが、それだけでお腹がいっぱいになるというほどでもないんですね。

一日中、慢性的にいつも軽くお腹が空いているという状態ではあるのですが、空腹自体は、苦しいことでもなければ、困ったことでもないのです。お腹が空いてどうしようと不安に思うこともありませんし、私にとってはそれが当たり前の状態になっています。

いつも空腹を感じているのが、当たり前になっているので、逆にお腹いっぱいになったら、どうしよう⁉ と思うくらいなものです。

食べられない人生はつまらなくないですか？ と訊かれることもよくあります。そんなとき私は、いつも、こう答えています。

「私は食べる楽しみはなくしたけれど、生きる愉しみをみつけました」と。

ここまで読んでくださった方たちにも、ぜひともこの少食の素晴らしさが伝わりますように、祈りをこめて、ひとまず筆をおくことにします。

そして、最後になりましたが……。

いつも側にいて助けてくださっている甲田光雄先生、ありがとうございます。

保野四郎先生、ありがとうございます。

五井昌久先生、西園寺昌美先生、横井英昭様、ありがとうございます。

高知の塩見哲生先生、鍼を教えてくださって、ありがとうございます。

花谷幸比古先生、ありがとうございます。

スピリチュアル気功の佐藤眞志先生、チャクラを開いてくださってありがとうございます。

お父さんお母さん、ありがとうございます。

高知の伯母さん、ありがとうございます。

お野菜を作ってくださっている山田修さん、ありがとうございます。

石川大雅先生、ブレインコピーを教えてくださってありがとうございます。

山本桃仙先生、ハンコで守ってくださってありがとうございます。

白鳥哲監督、映画を撮っていただいて、いつも宣伝してくださってありがとうございます。

船井幸雄先生、船井勝仁先生、いつも応援してくださってありがとうございます。

金田博夫様・ソノ子様、サンスターの皆様、いつもありがとうございます。

㈱オートバックスセブンの皆様、ありがとうございます。

辨野義己先生、奥田豊子先生、勝原淳先生、名川文清先生、渡邊昌先生、検査をしてくださってありがとうございます。

船戸崇史先生・博子先生、ありがとうございます。

野口法蔵先生、ありがとうございます。

小林健先生、いつも甲田先生の言葉を教えてくださってありがとうございます。

木内鶴彦先生、「太古の水」をありがとうございます。

すこやかな子供を育てる勉強会の皆様、ありがとうございます。

はせくらみゆきさん、いつも新しいことを教えてくださってありがとうございます。

サンプラザ中野くんさん、ありがとうございます。

山田まりやさん、ありがとうございます。

昇幹夫先生、ありがとうございます。

町田宗鳳先生、ありがとうございます。

羽間鋭雄先生、ありがとうございます。

森裕之先生、ありがとうございます。

森下敬一先生、山田寿彦先生、ありがとうございます。

映画に出てくださった皆様、ありがとうございます。

ヨガの松尾ひろ子先生、ありがとうございます。

群馬健康会館の皆さん、甲田医院の皆さん、全国健康むら21ネットの皆さん、日本綜合医学会の皆さん、患者さん、お弟子の皆さん、森鍼灸院のスタッフの皆さん、ありがとうございます。

龍さん、精霊さん、ありがとうございます。

一緒になって本づくりを手伝ってくださった服部みゆきさん、ありがとうございます。そして、サンマーク出版の鈴木七沖さん、イベントに呼んでくださって、ドキュメンタリー映画『「食べること」で見えてくるもの』を撮ってくださって、そしてこの本を編んでくださってありがとうございます。

二〇一三年一〇月吉日

森美智代

## 参考文献

『食べること、やめました』『「ありがとうを言う」と超健康になる』（森美智代著　マキノ出版）『マンガでわかる「西式甲田療法」』（甲田光雄・赤池キョウコ著　マキノ出版)、『図解でわかる　西式健康法』（山崎邦生著　岡山健康学院)、『あるヨギの自叙伝』（パラマハンサ・ヨガナンダ著　森北出版)、『あなたの少食が世界を救う』（甲田光雄著　春秋社）他

森美智代（もり・みちよ）
1962年、東京都生まれ。短大卒業後、養護教諭として大阪府で勤務中に難病の脊髄小脳変性症を発病。以来、西式甲田療法を実践し、５年かけてみごとに難病を克服。その後、鍼灸学校に入り、鍼灸師の免許を取得。現在、大阪府八尾市に「森鍼灸院」を開業。１日に約50kcalの食事（青汁150ccと少量のサプリメント）だけの生活を20年近く続けている。著書に『食べること、やめました』、町田宗鳳氏との共著に『「ありがとうを言う」と超健康になる』（共にマキノ出版刊）。映画『不食の時代』（白鳥哲監督）やドキュメンタリー映画『「食べること」で見えてくるもの』（サンマーク出版配給）に出演して話題となる。

# 「食べない」生き方

2013年11月30日 初版発行
2017年 9 月20日 第５刷発行

著　者　森美智代
発行人　植木宣隆
発行所　株式会社サンマーク出版
〒169-0075
東京都新宿区高田馬場 2-16-11
（電話）03-5272-3166
印刷・製本　中央精版印刷株式会社

© Michiyo Mori, 2013 Printed in Japan
定価はカバー、帯に表示してあります。落丁、乱丁本はお取り替えいたします。
ISBN978-4-7631-3351-9 C0030
ホームページ　http://www.sunmark.co.jp

サンマーク出版のロング＆ベストセラー

# 「原因」と「結果」の法則

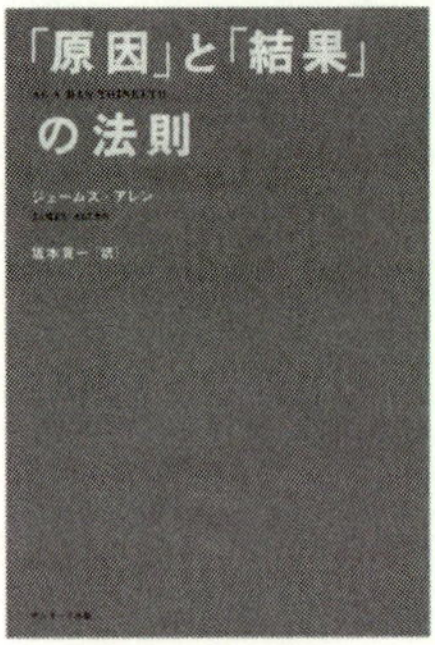


**63万部突破！**

ジェームズ・アレン［著］／坂本貢一［訳］
定価＝本体 1200 円＋税

**「成功の秘訣から、人の生き方までの、すべての原理がここにある」**
京セラ名誉会長　稲盛和夫氏　推薦

人生の指南書として世界中で愛され、１世紀以上も読み継がれている永遠のロングセラー。

「心は、創造の達人です。そして、私たちは心であり、思いという道具を用いて自分の人生を形づくり、そのなかで、さまざまな喜びを、また悲しみを、みずから生み出しています。私たちは心の中で考えたとおりの人間になります。私たちを取りまく環境は、真の私たち自身を映し出す鏡にほかなりません」（ジェームズ・アレン）